L'ABC
DU
YOGA

Dépôt légal, 1ᵉʳ trimestre 1983
Bibliothèque nationale du Québec
ISBN 2-920373-04-8

Conception de la page couverture: Christine Dufour

DISTRIBUTION ET DIFFUSION

AMÉRIQUE
Diffusion Prologue Inc.
1650, boul. Lionel-Bertrand
Boisbriand (Québec)
Canada J7H 1N7
(514) 434-0306

LES ÉDITIONS INTRINSÈQUE INC.
674, Place-Publique, bureau 200B
Laval (Québec) Canada H7X 1G1
(514) 689-6402

Imprimé et relié au Canada

KAREEN ZEBROFF

L'ABC
DU
YOGA

intrinsèque

DÉDICACE

À ma Mère
qui m'a conduite
sur la
Voie Royale
du
Yoga

INTRODUCTION
POURQUOI CE LIVRE?

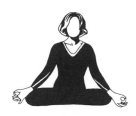

Après plusieurs mois d'émissions à la télévision, il devint évident qu'un livre s'imposait. À cette époque, j'avais déjà reçu plus de 2000 lettres me demandant des renseignements sur les livres existants et les exercices, ainsi que sur la façon d'adapter le Yoga aux besoins de chaque individu. Beaucoup de téléspectateurs écrivaient pour dire qu'ils n'avaient ni le temps ni le désir de s'attaquer à des traités philosophiques ou à des textes aux généralités trop abondantes. Ils ne désiraient pas s'engager dans cette voie; ils voulaient simplement un manuel d'instruction pratique qui indique de manière concise comment pratiquer les différents exercices du Yoga et quel profit ils pouvaient en tirer.

C'est exactement le but que j'ai visé ici. Ayant moi-même abordé le Yoga dans un livre, je sais exactement ce que je voudrais y trouver et ce dont je me passerais. Vous trouverez facilement tous les exercices, car ceux-ci sont classés par ordre alphabétique; nous en indiquerons d'abord les bienfaits, parce que le public en général veut savoir ce que ses efforts lui apporteront avant de commencer; le déroulement de l'exercice est expliqué étape par étape, ce qui permet de se reporter plus facilement au texte à mesure que l'exercice progresse et que l'on se met dans une position; le commentaire intitulé *Il faut - il ne faut pas* vous aidera à éviter les erreurs le plus souvent commises; à la fin du livre, vous trouverez un programme d'exercices adaptés aux besoins et aux capacités de chacun; enfin, pour résoudre des problèmes particuliers de santé ou pour améliorer votre apparence générale, il est prévu une liste d'exercices appropriés à chaque problème.

Un puriste s'opposerait sans doute à la version occidentalisée que je propose ici du Yoga. Mais puisque nous sommes des occidentaux avec des habitudes toutes différentes de celles des anciens yogis de l'Orient, une telle objection est purement formelle: ni notre genre de vie, ni notre attitude face à l'existence, ni notre rythme de vie, ni nos habitudes physiques ne sont les mêmes (nous n'avons pas coutume, dès notre plus jeune âge, de rester accroupis ou de nous asseoir en tailleur). La question que se pose le lecteur moyen est: «Le Yoga réussira-t-il pour moi?» À cela, je peux répondre un «oui» des plus enthousiastes qui n'est soumis qu'à une seule condition: il faut pratiquer régulièrement. En effet, qu'il s'agisse pour vous de dissiper une tension d'origine neuromusculaire ou de perdre du poids, que votre problème soit un problème d'âge ou de manque d'énergie, que vous souffriez de muscles trop lâches ou d'un dos malade, de troubles digestifs ou d'un visage ridé, vous constaterez que le Yoga donne des résultats à peine croyables. Imaginez un peu le genre de lettre que vous écririez à votre professeur si, après plusieurs années d'efforts vains, vous vous débarrassiez soudain de votre problème particulier par la pratique du Yoga. C'est là le genre de témoignage de reconnaissance destiné au Yoga que m'envoient tous les jours mes téléspectateurs.

Je connais bien le problème dont parlent mes correspondants, parce qu'il y a trois ans j'avais vingt livres de trop et me sentais déprimée. Nous étions isolés dans une petite communauté du nord avec trois enfants de moins de cinq ans et j'étais toujours fatiguée. Les enfants semblaient être constamment malades cette année-là; la société de cette petite ville, comme de coutume dans les agglomérations qui ne doivent leur existence qu'à une compagnie, était très centrée sur elle-même et je commençais à me prendre en pitié. C'est alors que ma mère m'écrivit, me recommandant de pratiquer le Yoga, parce qu'elle-même en avait tiré grand bien à une époque difficile de son existence.

C'est à ce moment que ma vie a changé. En suivant un régime pauvre en hydrates de carbone et en pratiquant le Yoga, je perdis en trois mois le poids que j'avais en trop. Je me sentis deux fois plus énergique qu'avant et je commençai à concevoir différemment mon existence. Je devins plus enjouée, plus patiente avec les enfants, je m'attaquai avec vigueur aux travaux du ménage, j'embellis et me sentis embellir à mesure que mon maintien et mon teint s'amélioraient. Mon corps se raffermissait et prenait de la ligne, je perdais du poids partout, surtout à l'intérieur des cuisses, mon point faible héréditaire. On me trouvait rajeunie de plusieurs années. Mais plus que toute autre chose, j'éprouvais une sensation intense de VITALITÉ, l'agréable sentiment d'être MOI-MÊME. Depuis lors, si ma journée ne comprend pas la Station sur la tête ou sur les épaules, et l'Élévation abdominale, elle est incomplète.

RENSEIGNEMENTS GÉNÉRAUX
QU'EST-CE QUE LE YOGA?

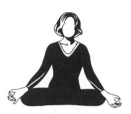

Tous, ou presque, connaissent désormais le mot «Yoga». Il est possible cependant que la signification exacte en soit déformée par des images de fakirs barbus couchés sur des planches à clous ou debout sur la tête aux moments les plus inopportuns. Ces pratiques peuvent exister, mais sont le fait de fanatiques et n'ont aucun rapport avec l'étude sérieuse du Yoga, telle que nous la révèlent les textes sanskrits. Le Yoga n'est pas non plus un moyen de libération qui serait le privilège de la jeunesse.

Il est certain qu'un nombre croissant de jeunes découvrent dans la méditation une solution de rechange aux «voyages intérieurs» provoqués par la drogue. Mais la beauté du Yoga se trouve dans son extrême plasticité qui permet à des personnes de tout âge, de toute croyance, et indépendamment de leur sexe, de trouver plaisir et bien-être. Le Yoga est une des rares choses de notre existence qui donnent des résultats presque immédiats. Qu'est-ce donc que le Yoga et que nous permet-il de réaliser?

Il existe essentiellement deux grands domaines couverts par le Yoga: le Hatha Yoga, consistant en asanas ou exercices, et la Méditation, qui existe sous cinq formes principales. Il y a par exemple le Jnana Yoga, technique de méditation par la connaissance, pratiquée par les intellectuels. Une personne douée pour la musique pourra pratiquer le Mantra Yoga, au cours duquel on entre dans une sorte de transe par l'inlassable répétition d'une formule chantée. Un officier de l'Armée du Salut pratique même une sorte de Bhakti Yoga, qui est le Yoga de l'amour et du service rendu à autrui.

De toutes ces pratiques cependant, le Hatha Yoga, qui nous intéresse ici, est la seule qui comporte une discipline corporelle. Ce n'est qu'une petite fraction de l'ensemble, mais une fraction très importante, parce qu'elle constitue le premier échelon d'une ascension qui doit mener au but final du samadhi ou réalisation de soi. Il s'agit de maîtriser le corps afin de permettre le libre épanouissement de l'esprit. Le *Yoga Sara Sangraha* définit ainsi le Yoga: «l'extinction des activités de l'esprit par une discipline physique et mentale qui mène à la réalisation complète de la nature intrinsèque de la «Personne Suprême». La «Personne Suprême» peut être envisagée comme ce qu'il y a de meilleur en nous, l'image de Dieu dans notre coeur. Le Yoga, qui signifie joug ou union, nous montre la voie à suivre et, quelle que soit votre religion, il en fera pour vous une valeur plus personnelle.

Afin de libérer l'esprit, il faut d'abord pouvoir oublier le corps. Ceci n'est possible que si toutes ses parties fonctionnent parfaitement, si aucune douleur ne vient interrompre la méditation. Tout comme on ne peut apprécier la beauté de la nature si la voiture qui nous transporte émet des bruits mystérieux ou souffre de ressorts cassés, il devient impossible de rester assis et de se concentrer mentalement, si l'on éprouve des douleurs lancinantes par suite de courbatures du dos ou de muscles trop raides. Le Hatha Yoga s'intéresse à la santé des organes, non au développement physique des muscles, bien que celui-ci soit un effet secondaire assuré et fort agréable.

L'«art» du Yoga est vieux de cinq millénaires et les principes en ont été consignés par écrit il y a 2500 ans. Le Hatha Yoga comprend des techniques respiratoires, des rites relatifs à l'hygiène et des exercices physiques. Ces exercices furent mis au point en observant la façon dont s'étirent les animaux de la jungle. Certes, quelle race est plus agile, plus souple, mieux portante que celle des félins? Que fait un chat immédiatement après s'être levé ou couché? Il s'étire. S'étirer agit comme un tranquillisant. Le Hatha Yoga est le meilleur système de culture physique qui existe. Il détend, régénère, tonifie, raffermit, régularise les fonctions du corps, accroît l'énergie, embellit. Avec des exercices pratiqués régulièrement pendant une demi-heure par jour, vous pouvez changer votre existence de manière radicale.

Par exemple, saviez-vous que, assis improprement comme vous l'êtes maintenant sur votre chaise, vous n'utilisez qu'un cinquième de votre capacité pulmonaire totale? Imaginez le surcroît d'énergie, de vie, de santé dont vous pourriez bénéficier ne serait-ce qu'avec dix minutes par jour de respiration correcte, profonde. Si vous baillez en ce moment, c'est que vous êtes assis dans une pièce mal aérée et que le niveau de gaz carbonique de votre sang a dépassé le point critique; en baillant, votre corps ne fait que réclamer de l'OXYGÈNE IMMÉDIATEMENT! Quant au régime alimentaire, il existe une tribu isolée dans les montagnes limitrophes du Pakistan, dont les membres jouissent d'une longévité et d'une santé exceptionnelles. Pourquoi? C'est que la quantité d'hydrates de carbone qui entre dans la composition de leur régime est très faible. Il en est de même avec le Yoga.

La clef du mystère consiste à étirer les muscles et non à les contracter comme on le fait avec des exercices de gymnastique corrective. Il faut faire des mouvements lents, de manière à pouvoir s'arrêter immédiatement lorsque le signal de la douleur apparaît. Le secret consiste aussi à suivre une méthode de Progrès Personnel, au cours de laquelle vous ne vous comparez à personne d'autre, uniquement à la personne que vous étiez hier, de sorte que ni votre âge, ni votre degré de souplesse, ni votre état de santé ne vous empêcheront de pratiquer en toute sécurité et avec d'heureux résultats. C'est *vous* qui fixez les limites de vos efforts et maintenez une position tant qu'elle n'est pas cause d'inconfort. Cette pratique équivaut à la répétition constante d'un même mouvement; il suffit alors de faire un exercice deux ou trois fois au lieu de vingt. Détendre et fortifier ainsi les muscles vous aidera à atteindre le but final.

Le Yoga redonne de l'énergie, alors que la gymnastique l'épuise. Il fera disparaître les douleurs légères, la constipation, les hémorroïdes. Si vos muscles abdominaux sont en piteux état après plusieurs accouchements, si vous souffrez d'arthrite, de bursite, de sciatique ou de problèmes de vertèbres, le Yoga peut vous proposer quelques exercices salutaires. Si vos jambes vous font mal en fin de journée, si vous souffrez d'insomnie ou ne parvenez pas à vous décontracter même pendant le sommeil, si vous êtes d'humeur irritable ou mal à votre aise, le Yoga peut vous venir en aide.

POURQUOI PRATIQUER LE YOGA?

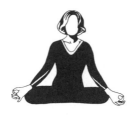

Le Yoga s'intéresse essentiellement à la santé des organes. C'est un ensemble systématique d'exercices conçus de manière à vous assurer la santé aussi longtemps que vous vivrez et donc à augmenter votre longévité. Il ne doit y avoir aucun déclin dans l'efficacité des fonctions ou des mécanismes du corps à mesure que vous progressez en âge. Dans son milieu naturel, l'animal ne souffre pas de débilité générale: ou bien il meurt de mort violente, ou bien il conserve la faculté de prendre soin de son corps jusqu'à ce qu'il meure à un âge caractéristique de son espèce.

Conserver la santé tout au long de son existence est une source de nombreux avantages, tels qu'un air de jeunesse, un esprit plus jeune, le sentiment d'être énergique, la beauté, la prestance et la faculté de se détendre.

De tous ces bienfaits, la JEUNESSE ou, dans le cas d'une personne âgée, la RÉGÉNÉRATION est le plus important. Si à 55 ans, votre colonne vertébrale est souple, tout se passe comme si vous aviez la souplesse d'une personne de 30 ans. Si, en revanche, à vingt ans vous avez le dos raide et tendu, vous pourriez logiquement avoir 60 ans. Vous avez l'âge de votre colonne vertébrale; conservez-la jeune et souple, vous serez vous-même jeune et souple.

La colonne vertébrale est un mécanisme étonnant. Elle est très souple, pouvant être fléchie en avant, en arrière, de côté et même en spirale. Ces mouvements sont possibles parce que la colonne vertébrale est faite de segments d'os qui glissent aisément les uns sur les autres grâce à des disques intercalés. Le rôle essentiel de la colonne vertébrale est de servir d'abri à ce prolongement capital du cerveau: le système nerveux central autonome formé par la moëlle épinière. C'est de là que partent les nerfs qui s'étendent à toutes les parties de l'organisme de manière à ce qu'un contact étroit soit établi entre tout le corps et le cerveau. Il est donc évident que la colonne vertébrale doit fonctionner correctement et demeurer souple.

Toutefois, la colonne vertébrale n'est qu'une fraction du tout et aucune partie du corps n'est entièrement séparée de la partie voisine. Tout ce qui s'y passe provoque une réaction en chaîne. Par exemple, en période de tension physique ou mentale, vous contractez des muscles qui ne peuvent donner leur pleine mesure. Cette contraction, en retour, réduit l'activité des tendons et des ligaments; les articulations ne sont pas «lubrifiées» et s'ankylosent. En conséquence, vous êtes physiquement mal à votre aise, vous devenez irritable, sans énergie, malade, déprimé et la tension neuro-musculaire ne fait que s'accroître: le cercle vicieux se referme complètement.

On néglige souvent un autre facteur qui influe beaucoup sur la santé et donc sur la beauté: la circulation. Selon la théorie de l'évolution, notre espèce a d'abord marché à quatre pattes. Dans cette position, le coeur est situé sous la colonne vertébrale et la plus grande partie du corps est dans une position horizontale, ce qui permet au système circulatoire de mieux irriguer toutes les parties de l'organisme. Avec la station debout, nous sacrifions plusieurs des conditions qui nous assurent une meilleure santé. À cause de la pesanteur, la tête reçoit moins de sang et nous souffrons en conséquence d'un manque de vivacité; notre teint aussi perd de sa couleur. Avec le temps, les organes de l'abdomen perdent de leur élasticité, s'affaissent et exercent une pression les uns sur les autres, ce qui tend à faire saillir la cavité abdominale. À son tour, le relâchement fait obstacle à la circulation dont a grand besoin toute la région du bassin; c'est là que sont situées les glandes sécrétrices d'hormones (autant dire de JEUNESSE). Il s'ensuit aussi une grande fatigue des muscles intercostaux qui sont attachés au squelette. Le résultat? L'abdomen, le dos, la sexualité et d'autres facteurs dont dépendent la santé se trouvent affectés. Les jambes, naturellement, ne sont pas épargnées et deviennent le siège de troubles multiples: fatigue, varices, tension neuro-musculaire. Il n'est pas étonnant que, pour lutter contre toute une variété de maux, le Yoga recommande les positions renversées, telles que la Station sur la tête ou sur les épaules. Un exercice comme l'Élévation abdominale s'impose donc si l'on veut conserver les organes en bonne santé parce qu'il remet en place la plupart des organes abdominaux et leur donne un massage vigoureux et stimulant. La gymnastique s'intéresse surtout à la santé des muscles, le Yoga à la santé des organes. Celle-ci nous fait perdre de l'énergie, celui-là nous la rend.

LA MÉDITATION

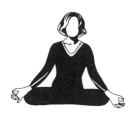

Le Yoga consacre à la méditation une part bien plus grande de ses efforts qu'il n'en consacre aux exercices du Hatha Yoga. Toutefois, celui-ci est une étape très importante de l'ascension qui mène à la réalisation de soi. Une personne qui s'intéresse à l'ensemble du Yoga s'efforcera surtout d'atteindre un plus haut niveau de conscience, la connaissance de soi ou, en dernier ressort, la paix de l'esprit. Plusieurs voies mènent à ce but. Comme nous l'avons expliqué au début dans «QU'EST-CE QUE LE YOGA?», il y a suffisamment de variété dans les techniques de méditation pour satisfaire tous les tempéraments. La méditation qui s'apparente pourtant le plus étroitement au Hatha Yoga est le Raja Yoga ou la «Voie Royale de la réalisation du Soi».

Le Yoga a pour but la maîtrise de l'esprit au point d'en arrêter toute l'activité et d'éliminer tout ce qui entrave la perception totale de la Personne Suprême à l'intérieur de nous et le contact avec celle-ci. Tout comme vous ne pouvez voir à travers une vitre battue par la pluie, il est impossible de trouver au plus profond de vous-même une image de la conscience universelle, si celle-ci est obscurcie par la pensée. À mesure que la pluie diminue pour cesser finalement, vous pouvez contempler à travers la vitre devenue brillante les merveilleuses couleurs de l'arc-en-ciel. En pratiquant assidument, c'est ce but-là que le Yoga vous permettra d'atteindre. L'arc-en-ciel peut être envisagé comme une Conscience Suprême, la Personne Suprême, l'Absolu ou Dieu; les gouttes de pluie sont vos pensées. La récompense d'un tel effort de maîtrise sera la paix intérieure, la jeunesse d'esprit, la négation de l'égo, toutes choses qui feront de vous une personne meilleure.

Une description des techniques de la méditation est hors de notre sujet, mais nous pouvons en indiquer le schéma essentiel. Il s'agit en général de parcourir les étapes suivantes:

1. Se mettre dans une position droite, mais confortable, que l'on puisse conserver assez longtemps sans faire de mouvement (généralement la pose du Lotus), dans un endroit tranquille.

2. Diriger perceptions et pensées vers l'intérieur, de manière à éliminer toute distraction provenant de l'extérieur.

3. Se concentrer sur un objet, comme une pomme, une bougie, une belle image, jusqu'à ce qu'on puisse en reproduire une vision intérieure les yeux fermés.

4. Se limiter à la contemplation de cet objet à l'exclusion de tout autre. Cette dernière étape est une attitude passive, consistant à regarder défiler le train de ses pensées, jusqu'à ce qu'on puisse transcender la pensée elle-même.

5. La méditation. Elle ne peut être décrite que comme un état d'exaltation, un moment de bonheur intense, une grande joie. Nous avons presque tous connu des moments de contact avec la méditation, sans nous en rendre compte. Ce phénomène a pu se produire lors de l'audition d'un morceau de musique ou de la contemplation d'un tableau. Les rapports sexuels peuvent parfois faire connaître de pareils moments.

Les conditions de la méditation se trouvent essentiellement remplies par le respect des Dix Commandements. Non seulement ne faut-il avoir commis aucun acte immoral, mais encore faut-il n'entretenir aucun sentiment négatif, comme la peur, la colère, la jalousie. Même si l'on n'accède pas à la méditation dans un état de pureté, la méditation permet d'atteindre un tel but. Le Raja Yoga consiste à «faire le ménage» au sein même de son esprit et d'en accroître par là la force, l'activité, la vivacité; le Hatha Yoga enseigne la maîtrise du corps. Raja Yoga et Hatha Yoga réunis forment un ensemble extraordinairement efficace.

LE RÉGIME

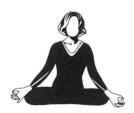

En terme très simples, on peut qualifier de naturel le régime quotidien du yoga, c'est-à-dire de consommer les aliments dans leur état le plus naturel possible. La farine ne devrait pas être raffinée ni blanchie, mais provenir de grains entiers; le sucre devrait être consommé brut ou sous forme de miel, ou mieux encore il peut être éliminé complètement (puisque la ration quotidienne normale de protéines, de fruits, légumes et céréales, contient l'équivalent de deux tasses de sucre); les légumes devraient être cuits très légèrement à la vapeur ou au four jusqu'à consistance croquante, ou mieux encore, ils peuvent être mangés crus; le riz devrait être brun, non décortiqué; les nouilles et les pâtisseries ou le pain devraient être à base de farine de blé entier; les noix et les fruits secs devraient constituer une part importante du régime alimentaire, ainsi que le yogourt; dans la mesure du possible, les fruits et les légumes devraient être organiques, c'est-à-dire cultivés sans adjonction d'insecticides, d'herbicides ou d'engrais chimiques. Une bonne règle de base: si c'est blanc et raffiné, si c'est instantané, si cela contient des additifs chimiques ou si cela a subi des transformations chimiques (hydrogénation des graisses) — c'est à proscrire.

Le Yogi considère son corps comme le temple de son âme, et en tant que tel il doit assumer la responsabilité de l'empêcher de tomber en ruines. Toutefois, ce corps ne fait que servir de maison à l'esprit, et il faut donc éviter de mettre toute sa conscience dans son estomac. Le Yogi mange légèrement plusieurs fois par jour mais uniquement lorsqu'il a faim. Il mâche complètement sa nourriture, qu'il ingère lentement, car il sait que la digestion commence dans la bouche, où les enzymes contenus dans la salive entreprennent le premier des nombreux processus d'assimilation. Ces petits repas peuvent être constitués d'une poignée de graines germées ou d'un petit bol de yogourt, ou alors d'un peu de fromage, d'une banane ou de quelques fruits secs avec des noix. Mais son repas n'est jamais énorme, car il connaît la modération en toutes choses. Il est conscient du fait qu'il doit obtenir suffisamment de protéines dans son régime, car le plus souvent il est végétarien. Il sait que les graines de tournesol, le soya, le germe de blé et les noix sont une excellente source de protéines complètes. Il en va de même pour les légumineuses combinées avec des céréales, les fèves ou les noix avec du lait, et le riz brun avec des graines de sésame. Les produits laitiers, naturellement, possèdent tous les acides aminés essentiels à la formation des protéines complètes. Ces aliments ne font pas non plus nécessairement engraisser. Il est parfaitement possible de maigrir en mangeant des fèves et du lait. Toutefois, le Yogi croit en un régime équilibré, avec beaucoup de fruits et de légumes.

Mais quel régime adopter pour maigrir? Parmi tous les régimes amaigrissants à la mode qu'on trouve sur le marché, il est possible d'affirmer, après des recherches considérables, que le régime à basses calories, en conjonction avec des suppléments vitaminiques qui favorisent l'assimilation des aliments et agissent comme diurétiques naturels, est le plus durable et le plus sain. La clé consiste à changer ses habitudes alimentaires et à développer sa conscience spirituelle.

Les aliments raffinés sont des calories "vides", c'est-à-dire qu'ils n'ont aucune valeur nutritive, que ce soit en protéines, vitamines, minéraux ou acides aminés, et on peut les éliminer à tout jamais de son régime. Saviez-vous que le sucre est addictif? Si vous vous sevrez graduellement du sucre et des produits à base de farine blanche, non seulement vous sentirez un énorme regain d'énergie tout en obtenant une perte de poids satisfaisante, mais encore vous trouverez très vite les bonbons, les gâteaux et la crème glacée beaucoup trop sucrés à votre goût.

COMMENT PRATIQUER LE YOGA

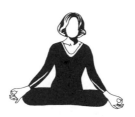

Différentes personnes attendent différents bienfaits de la pratique du Yoga. Les moins de vingt ans cherchent surtout des améliorations limitées à certaines parties d'une ligne qu'ils jugent imparfaite. La ménagère typique avec plusieurs enfants voudrait être plus énergique et perdre quelques livres de mauvaise graisse. Une personne entre deux âges pensera surtout à se libérer d'une tension musculaire accumulée au cours des années et à perdre certaines mauvaises habitudes, qu'elles aient trait à l'alimentation, à la boisson ou au tabac. Les personnes âgées, elles, souffrent de différentes douleurs et de muscles trop raides. Tous savent qu'il faut faire quelque chose pour retrouver l'élasticité de leur démarche, le goût de la bonne nourriture et les bienfaits du sommeil profond. Mais retrouver tout cela, c'est en fait retrouver la SANTÉ. Cela suppose aussi du TRAVAIL. Mais l'agrément du Yoga réside dans le fait qu'il équivaut à une série d'efforts répétés, sans en avoir les inconvénients. Les résultats sont stupéfiants et ne s'accompagnent d'aucune fatigue. Même après une séance qui vous laissera une sensation de faiblesse dans les jambes, vous ne souffrirez pas de courbatures, si vous respectez les quelques principes énoncés ici. Pour obtenir les meilleurs résultats avec un minimum d'efforts, veuilllez toujours vous y reporter chaque fois que vous pratiquerez le Yoga.

L'heure

Le moment le plus propice est dès le lever ou juste avant de se coucher. Cela dépendra de vous. Le matin, le corps est encore raide, mais les exercices vous aideront à mieux travailler tout au long de la journée. Le soir, les exercices sont plus faciles et la décontraction qui en résulte vous aidera à mieux dormir.

L'endroit

Il faut choisir un endroit retiré, bien aéré, où vous ne serez pas dérangé. Car plus vous pourrez vous concentrer, mieux l'exercice sera fait. Un tapis ou une couverture pliée en quatre vous protègera du plancher trop dur, sans être assez mou pour vous empêcher de faire correctement l'exercice.

L'alimentation

Il est sage de ne pas faire d'exercice exigeant un effort soutenu pendant au moins deux heures après un repas copieux ou pendant une heure après un repas léger; on peut toutefois absorber un peu de liquide avant de commencer.

L'hygiène

Les poses du Yoga se font mieux après un bain, surtout si vous êtes nerveux ou souffrez d'arthrite. Ayez soin d'évacuer la vessie et les intestins avant de pratiquer. Vous constaterez qu'en faisant des exercices régulièrement, vous ne souffrirez plus de constipation, mais puisque les positions renversées facilitent l'évacuation, il est recommandé de commencer par celles-ci.

Pour les dames

Vous pouvez pratiquer le Yoga pendant vos règles, si vous le désirez, mais plus légèrement cependant. Mais ne faites jamais les poses renversées comme la Station sur les épaules. Le Yoga ne présente aucun danger pendant les trois premiers mois de la grossesse, ou même après, mais consultez toujours d'abord votre médecin. Il existe des exercices spéciaux pour fortifier et assouplir les muscles du dos, pour renforcer la région du bassin et pour acquérir des techniques de respiration profonde qui facilitent l'accouchement.

Tension artérielle, vertige et décollement de la rétine

Les personnes qui souffrent de pareils troubles doivent d'abord consulter leur médecin. Elles ne doivent pas pratiquer les poses renversées comme la Station sur les épaules, mais toutes les poses qui comprennent une flexion du corps en avant sont recommandées. Il est normal d'éprouver un certain vertige au début, puisque la tête devient le siège d'une circulation sanguine plus active. Dans les positions renversées, il se produit un afflux brusque de sang qui dilate les vaisseaux et il peut en résulter des maux de tête ou des vertiges légers.

Les asanas ou poses

Les résultats auxquels on parvient avec le Yoga tiennent du miracle. Mais si miracle il y a, c'est vous qui en êtes l'instrument. Sans la discipline que vous vous imposerez, sans la confiance et la persévérance qui animeront vos efforts, votre action sera sans effet. Il y a une bonne et une mauvaise façon de pratiquer le Yoga et parfois une légère variation peut faire changer les résultats du tout au tout. Essayez d'aborder la pratique du Yoga sans idée préconçue sur la façon de faire les exercices. Lisez et écoutez attentivement et à fond les instructions données. Trop souvent, certaines personnes écoutent à moitié, s'imaginent connaître la suite et se mettent à faire des exercices de manière incomplète et donc incorrecte.

Quel que soit votre âge, le Yoga peut vous aider à réaliser vos désirs sur le plan corporel: obtenir énergie, santé, beauté, jeunesse et grâce, à condition de pratiquer régulièrement et intelligemment.

RECOMMANDATIONS ESSENTIELLES CONCERNANT LES ASANAS

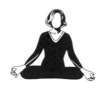

1. *Pratiquez régulièrement*, même si certains jours vous ne pouvez faire que quelques exercices. Dans ce cas, faites seulement les exercices qui vous font le plus de bien. Si vous êtes nerveux, essayez le Développement du thorax; si votre abdomen est flasque, faites surtout la Pompe, et ainsi de suite. Faites du Yoga une routine quotidienne aussi courante que celle qui consiste à manger et à dormir. Votre santé et votre attitude face à l'existence s'en trouveront améliorées au point que le Yoga vous rendra au centuple les efforts que vous lui aurez consacrés.

2. *Prenez tout votre temps.* Adoptez les poses *lentement*; comptez de 10 à 15 secondes depuis le début jusqu'au moment où vous maintiendrez la position. Les résultats n'en seront que meilleurs. Cela permet aussi de réduire le nombre de fois que vous aurez à faire un exercice.

3. *Il faut garder chaque pose* une fois que vous aurez atteint la limite de ce qui est confortable. Les muscles doivent travailler constamment pour être maintenus en bonne forme. Si vous débutez, allez jusqu'au bout du mouvement et gardez la pose cinq secondes. Prolongez la pose de cinq secondes par semaine à mesure que vous progressez. Maintenir une pose équivaut à la répétition d'un exercice; on peut ainsi faire un exercice trois fois seulement au lieu de vingt.

4. *Terminez l'exercice* aussi *lentement* que vous l'avez commencé. Vous perdrez un bon tiers de la valeur de vos efforts, si vous vous effondrez d'un seul coup, vous risquez même de vous faire mal.

5. *Ne vous forcez jamais*, ne faites jamais de mouvements brusques pour tenter «d'aller plus loin». Allez aussi loin que possible et maintenez-vous dans cette position. La douleur est un signal mis au point par l'organisme qui vous avertit d'arrêter ou alors de risquer l'accident. Si, comme c'est le cas pour la gymnas-

tique, vous faites des mouvements si rapides que votre élan ne vous permet pas de vous arrêter, vous pouvez aisément dépasser les bornes et risquer de vous blesser. C'est ce qui se produit lorsque vous vous foulez un muscle.

6. *Ne vous comparez jamais à qui que ce soit.* Le Yoga met l'accent sur le Progrès Personnel. En pratiquant régulièrement, vous accomplirez nécessairement mieux aujourd'hui ce que vous avez fait hier. En exploitant au maximum vos capacités, vous en tirerez autant d'avantages que votre professeur qui peut faire bien plus de contorsions, mais qui est aussi plus souple. Avec le Yoga, les progrès sont visibles. Vous constaterez qu'après un certain temps vous adopterez des poses qui vous ont toujours paru impossibles.

7. *Concentrez-vous avec acharnement* lors de chaque exercice. Vous serez alors sûr de faire l'exercice correctement. Cet effort est surtout nécessaire avec les exercices d'équilibre. Faire des mouvements trop rapides de la tête, parler ou rire bêtement lorsque vous perdez l'équilibre ne feraient que ralentir vos progrès. Il faut tout simplement reprendre là où vous vous êtes arrêté, sans aucun sentiment de honte ou de gêne. Ainsi, vos efforts ne souffriront aucune interruption et vous n'en progresserez que mieux. La visualisation d'un mouvement facilite la concentration qui, à son tour, améliore la qualité de votre action. Vous pouvez jouer au lion ou au chat qui vient de se réveiller en faisant les exercices du même nom. Ceux-ci n'en seront que plus amusants.

8. *Reposez-vous entre les exercices.* Le Yoga se fait tout en douceur: c'est ce qui en fait la beauté. Il n'implique nullement que vous devez vous sentir épuisé ou souffrir de courbatures. Reprenez haleine, laissez vos muscles se détendre après la délicieuse tension que vous leur avez fait subir et donnez le temps à votre corps d'assimiler ce que vous lui avez appris.

9. *Respirez normalement* pendant que vous maintenez une position. Beaucoup de personnes ont tendance à retenir leur respiration pendant qu'elles font des efforts désespérées pour rester dans une position. Cette pratique est à proscrire absolument. Le Yoga met l'accent sur la décontraction, même au cours des exercices. Il faut aller aussi loin qu'il vous est confortable de le faire, puis vous décontracter et respirer normalement. À mesure qu'un étudiant progresse, on lui enseignera une technique respiratoire appropriée à chaque exercice. Quant au débutant, il lui suffit de se familiariser avec les poses du Yoga, avant d'aborder des exercices respiratoires.

CONTRÔLE DE LA RESPIRATION

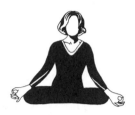

Le Hatha Yoga comprend trois parties principales: les exercices, les actions purificatrices du corps et le contrôle de la respiration. Des trois, les Yogis considèrent la dernière comme étant prioritaire, car l'air est l'aliment essentiel à la fois du corps et de l'esprit. Dans la langue sanskrite des anciens Yogis, le contrôle respiratoire s'appelle PRANAYAMA. Prana signifie «souffle» ou plus exactement «force vitale», et ayama «pause» ou «contrôle». Les Yogis croient à l'existence d'une force cosmique invisible qui nous entoure, une essence mystérieuse qui nous donne la vie, sorte d'énergie universelle. Sans prana, on meurt; plus on en a, plus on a de vie et d'énergie. En acquérant des techniques respiratoires correctes, vous accroîtrez votre potentiel «vital». Vous deviendrez plus vif, plus conscient: vous serez maître de vous-même.

Si vous deviez effectuer sur vous-même une expérience scientifique, vous constateriez qu'il vous est possible de vous passer d'aliments solides pendant plus d'un mois; de liquides ou de sommeil pendant une semaine environ, mais que sans oxygène vous péririez en l'espace de quelques minutes. Si vous tentiez cependant de retenir votre respiration indéfiniment (ainsi que les jeunes enfants tentent de le faire quand ils veulent nous imposer leurs désirs), vous n'accéderiez qu'à un état d'*inconscience* et un système de contrôle automatique de la respiration se déclencherait indépendamment de votre volonté. Malgré l'importance de la respiration, il est remarquable cependant à quel point nous pouvons acquérir un contrôle *conscient* de ce processus. Sans ce contrôle, nous ne pourrions exprimer nos émotions par le rire, les larmes, l'exaltation ou les soupirs. Le degré auquel la respiration influe sur nos émotions peut être mis en évidence par quelques observations très simples. Si vous êtes excité ou nerveux, vous respirerez plus rapidement que si vous êtes détendu. Et inversement, vous pouvez toujours «prendre un tranquillisant» constitué de quelques respirations profondes pour vous calmer, vous et votre système nerveux. Par exemple, des milliers d'insomniaques ont trouvé un remède particulièrement efficace dans la respiration par Alternance des Narines. Le contrôle de la respiration détend l'esprit, calme l'humeur, prolonge la vie en réduisant le rythme cardiaque, facilite la digestion et purifie le sang, ce qui embellit notre teint et accroît notre énergie.

Pour comprendre l'origine de ce phénomène, il faut avoir une connaissance élémentaire du processus respiratoire. L'oxygène remplit une double fonction dans le corps. D'abord, chaque cellule parmi les milliards de cellules du corps doit respirer en recevant un oxygène réparateur de la cellule et en se débarrassant des déchets appelés gaz carbonique. Ensuite, il faut de l'oxygène pour transformer les aliments en énergie. Cet élément «entretient les feux de la combustion» pour ainsi dire. Plus vous serez énergique, plus vous aurez besoin d'oxygène.

D'ordinaire, le corps reçoit ¼ de litre d'oxygène en inspirant 5 litres d'air par minute. Un athlète pourra consommer jusqu'à 100 litres ou plus. Normalement, les poumons peuvent contenir 5 à 6 litres d'air à la fois. Comme, à l'instant même, vous n'utilisez qu'un cinquième de votre capacité pulmonaire, vous comprendrez à quel point vous exploitez mal vos propres ressources naturelles.

Il est évidemment nécessaire de réapprendre à respirer correctement. Le processus, en langage technique, est le suivant. Vos poumons se contractent et se dilatent comme un soufflet jusqu'à vingt fois par minute. Le muscle qui règle cette action est le diaphragme. Cet organe en forme de coupole remplit les poumons en s'aplatissant, exerçant ainsi une action sur les muscles intercostaux. Ceux-ci à leur tour dilatent la cage thoracique, provoquant un appel d'air jusqu'au fond des poumons en forme de poire. Pour aplatir le diaphragme, il faut pousser l'abdomen vers l'extérieur, précisément l'inverse de ce que la plupart d'entre nous faisons quand nous inspirons. La respiration correcte est particulièrement difficile pour les femmes auxquelles on a répété toute leur vie de «bomber le torse et de rentrer le ventre» et qui ont porté gaines, ceintures, corsets serrés pendant de longues années.

Du point de vue technique, pour arriver à une respiration correcte, il y a un processus qui doit être suivi obligatoirement pour tous les exercices respiratoires:

1. Toute respiration doit être effectuée par le nez qui joue le rôle de filtre et qui empêche l'obturation des poumons. L'air passant à, travers le nez se réchauffe, s'humidifie et se débarrasse des impuretés. Un célèbre Yogi a dit: «La bouche est faite pour manger et pour s'embrasser, le nez pour respirer».

2. Il faut toujours s'asseoir le dos bien droit afin de redresser le thorax. Pour les asthmatiques, on recommande l'asana du Poisson qui renverse la tête en arrière pour faciliter la respiration.

3. Respirez à l'extérieur chaque fois que vous le pouvez ou devant une fenêtre ouverte.

4. Il faut respirer profondément pendant 10 minutes par jour pour obtenir les meilleurs résultats: un corps énergique, un esprit détendu, une vie émotive sereine.

5. Quand il s'agit de retenir la respiration, il est recommandé de bloquer le menton. Pour cela, baissez la tête et appuyez-la doucement contre la dépression jugulaire entre les clavicules. Quand la période de retention est terminée, généralement après cinq secondes, relevez la tête pour expirer.

6. Essayez de respirer sans bruit, sauf pour les exercices respiratoires de Purification et de Rafraîchissement, pendant lesquels on doit entendre un sifflement.

7. Respirez et effectuez les mouvements correspondants selon un rythme régulier, sans à-coup ni précipitation afin de profiter au maximum des exercices.

8. Lors d'une inspiration, concentrez votre effort pour dilater les côtes et pour faire saillir l'abdomen vers l'extérieur.

9. Lors d'une expiration, rentrez l'abdomen aussi loin que possible afin de chasser tout l'air désoxygéné.

46 EXERCICES POUR AMÉLIORER VOTRE SANTÉ

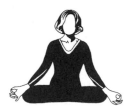

AGRAFE (L')

I. *Bienfaits:*

L'Agrafe:
— soulage les douleurs de la *bursite*.
— améliore le *maintien* et les *dos voûtés*.
— raffermit et fortifie les *bras*.
— décontracte les *épaules*.
— fait travailler les muscles entourant les *omoplates* et la partie supérieure du *dos*.
— lubrifie l'articulation des *épaules*.
— développe le *thorax*.

II. *Technique:*

1. Asseyez-vous en tailleur confortablement, le dos droit.
2. Mettez la main gauche derrière le dos, la paume tournée à l'extérieur et essayez de la faire monter le long du dos aussi loin que possible. [Figure 1].
3. Levez le bras droit et fléchissez le coude en ramenant la main au milieu du dos. Cette pose s'appelle aussi la Tête de vache parce que le coude se dresse comme une corne. [Figure 2].
4. Essayez de rapprocher petit à petit les mains jusqu'à ce que les doigts puissent s'accrocher les uns aux autres.
5. Gardez la pose de 10 à 30 secondes, puis tirez doucement la main gauche avec la droite, puis la droite avec la gauche. [Figure 3].
6. Répétez de l'autre côté, puis encore deux fois de chaque côté.
7. Vous constaterez que l'exercice se fait beaucoup plus facilement d'un côté. Concentrez vos efforts sur le plus raide.

III. *Il faut — il ne faut pas:*

IL FAUT garder le dos bien droit. L'exercice se fera plus facilement.

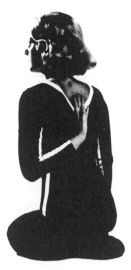

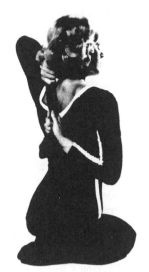

Figure 1.

Figure 4.

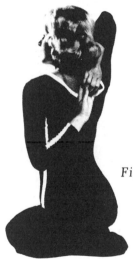

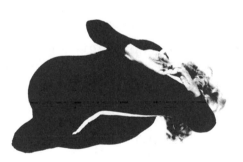

Figure 2.

Figure 3.

IL NE FAUT PAS vous forcer au point d'en être inconfortable. Servez-vous d'un mouchoir si vos mains sont trop loin l'une de l'autre. [Figure 4].

L'Agrafe est un exercice qui décontracte rapidement, surtout si vous passez de nombreuses heures penché sur un bureau. Cette pose améliore le maintien et donc la santé; elle est particulièrement recommandée si vous avez le dos raide ou souffrez de courbatures.

ARBRE (L') (La cigogne)

I. *Bienfaits:*

L'Arbre:

— active la *circulation*.

— améliore l'*équilibre* et accentue la *grâce* des mouvements.

— améliore le maintien puisque le corps doit être parfaitement aligné pour pouvoir conserver l'équilibre.

— tonifie les *muscles des jambes*.

II. *Bienfaits:*

1. Station debout, les pieds joints, les bras le long du corps.
2. Pliez la jambe droite et coincez la plante du pied contre la cuisse gauche.
3. Poussez le talon aussi près que possible du périnée et bloquez le pied dans cette position, le genou faisant saillie sur le côté. [Figure 5].
4. Joignez les paumes et levez les bras au-dessus de la tête. [Figure 6].
5. Gardez la pose aussi longtemps que votre équilibre vous le permet et respirez profondément.
6. Abaissez la jambe et les mains lentement et détendez-vous.
7. Répétez le mouvement avec la jambe gauche.
8. Répétez encore deux fois de chaque côté.

III. *Il faut — il ne faut pas:*

IL FAUT placer la plante du pied légèrement en avant de la cuisse pour vous assurer un meilleur équilibre. Sinon votre pied aura tendance à glisser en arrière.

IL FAUT vous concentrer d'abord sur le maintien de votre équilibre en tendant, si nécessaire, les bras de côté.

IL NE FAUT PAS quitter la pose brusquement.

L'équilibre est le résultat d'un apprentissage tout autant que le tonus musculaire, mais ce résultat est plus rapidement atteint en faisant des exercices. Faites des exercices d'équilibre le plus souvent possible, par exemple en parlant au téléphone.

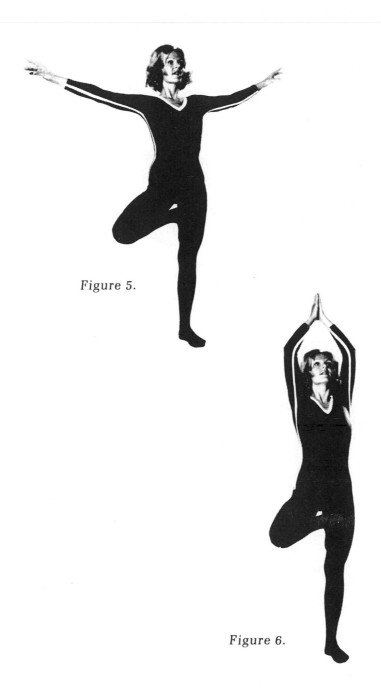

Figure 5.

Figure 6.

ARC (L')

I. *Bienfaits:*

L'Arc:

— soulage les douleurs dues à une *vertèbre déplacée.*

— *tonifie et raffermit les muscles de l'abdomen,* du *dos,* des *jambes* et des *bras.*

— développe et raffermit les muscles de la *poitrine* et du *buste.*

— fortifie et assouplit la *colonne vertébrale.*

— amincit les *hanches* et les *fesses.*

— facilite la *digestion.*

— améliore le *maintien.*

II. *Technique:*

1. Mettez-vous à plat ventre, les bras le long du corps.
2. Pliez les genoux et rapprochez-les des fesses.
3. Saisissez les chevilles, une à la fois. [Figure 7].
4. Levez les genoux en *tirant* sur les mains avec les chevilles. Sans lâcher prise, vous y parviendrez en *éloignant* les chevilles plutôt qu'en les *abaissant* avec les mains.
5. Levez la tête en même temps. [Figure 8].
6. Maintenez la position de 5 à 10 secondes au début, pour atteindre 30 secondes à raison de 5 secondes par semaine. Respirez normalement.
7. Détendez-vous lentement et reposez-vous un moment.
8. Répétez deux fois encore.

III. *Il faut — il ne faut pas:*

IL FAUT quitter la position lentement.

IL FAUT tirer les chevilles vers le haut plutôt que vers le bas pour faire décoller les genoux du sol.

IL NE FAUT PAS vous effondrer d'un seul coup. C'est le temps passé à faire l'exercice qui vous profitera.

Cet exercice exige beaucoup d'efforts, mais il est des plus bienfaisants; il faut absolument l'inclure dans votre programme.

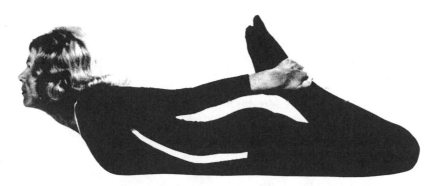

Figure 7.

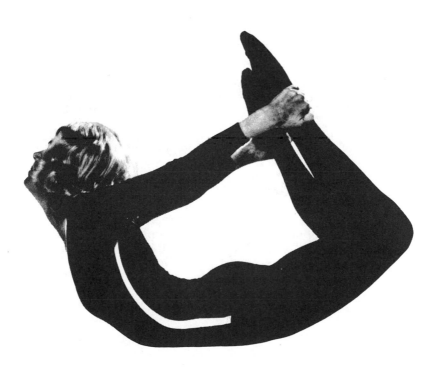

Figure 8.

BASCULE (LA)

I. *Bienfaits:*

La Bascule:
— est un excellent exercice pour se *réchauffer* et se donner de l'*énergie.*
— assouplit la *colonne vertébrale.*
— fortifie les *muscles abdominaux.*
— masse et décontracte le *cou* et la *colonne vertébrale.*
— exerce une action bienfaisante sur la *rate* et le *foie.*
— facilite la *digestion* et l'*évacuation.*

II. *Technique:*

1. Asseyez-vous par terre, les genoux pliés.
2. Joignez les mains sous les genoux.
3. Rapprochez la tête le plus possible des genoux et gardez-la dans cette position pendant tout l'exercice. [Figure 9].
4. Basculez lentement en arrière en gardant le dos rond et les jambes l'une contre l'autre. [Figure 10].
5. Trouvez le rythme qui vous convient pour basculer en avant et en arrière. [Figure 11].
6. Faites le mouvement 12 fois ou pendant une minute.
7. N'oubliez pas de respirer.

III. *Il faut — il ne faut pas:*

IL FAUT commencer l'exercice sur le dos si vous avez peur de basculer en arrière depuis la position assise.
Faites la Bascule chaque fois que vous voudrez libérer votre corps de crampes ou tensions.

IL FAUT garder la tête près des genoux, afin de pouvoir rouler sur un dos arrondi.

IL FAUT utiliser l'élan du mouvement de recul pour vous ramener en avant.

La Bascule est un des exercices préférés de mon mari après une journée fatigante au bureau. Très sagement, il fait la Bascule dès son retour et avant le repas du soir, plutôt que de s'affaler devant une télévision. Il sait qu'elle lui procurera une bonne détente et lui permettra d'être en forme pour le reste de la soirée.

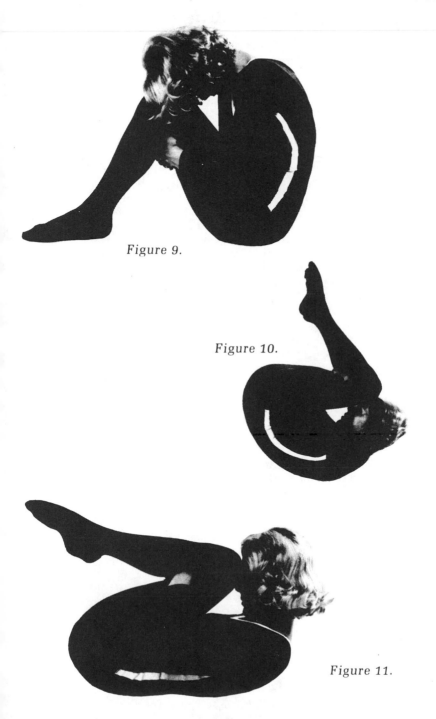

Figure 9.

Figure 10.

Figure 11.

BATEAU (LE) (La Sauterelle)

I. *Bienfaits:*

Le Bateau:
— soulage ceux qui souffrent d'une *vertèbre déplacée.*
— raffermit les *fesses.*
— raffermit et réduit les *hanches.*
— facilite la *digestion.*
— stimule la *vessie* et les *glandes sexuelles.*
— étire et assouplit la *colonne vertébrale.*
— soulage les douleurs du *sacrum* et de la région *lombaire* du *dos.*
— raffermit et aplatit l'*abdomen.*

II. *Techniques:*

1. Couchez-vous à plat ventre, les bras le long du corps, le visage à terre. [Figure 12].
2. En un seul mouvement, levez lentement la tête, le buste et les jambes aussi haut que possible.
3. Levez les bras légèrement au-dessus du sol tout en les maintenant parallèles à celui-ci.
4. Serrez les fesses, les jambes tendues et jointes. [Figure 13].
5. Restez dans cette position, respirant normalement, aussi longtemps que possible, ou de 5 à 30 secondes.
6. Répétez le mouvement deux fois encore.

III. *Il faut — il ne faut pas:*

IL FAUT vous assurer que vos jambes sont bien jointes pour que l'exercice vous profite.

IL NE FAUT PAS vous appuyer sur les mains afin de faire travailler correctement les muscles du haut du dos.

IL NE FAUT PAS abandonner parce que vous ne pouvez pas lever les jambes et le buste très haut au-dessus du sol. Vous y parviendrez peu à peu.

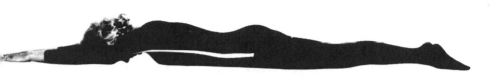

Figure 12.

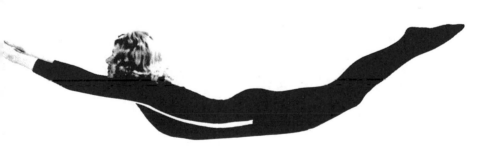

Figure 13.

Le bateau est une version simplifiée de la Sauterelle, exercice plus avancé, mais il en conserve la plupart des avantages tout en éliminant les efforts excessifs. Pour les personnes âgées ou souffrant du dos, le Bateau est un exercice efficace et sans danger parce que l'on travaille contre la pesanteur et qu'on ne peut donc jamais aller trop loin.

BERCEAU (LE)

I   *Bienfaits:*
   — fortifie le *dos* en douceur.
   — est un des meilleurs exercices pour raffermir, tonifier et aplatir les *muscles abdominaux.*
   — raffermit et resserre le *postérieur.*

II.   *Technique:*
   1. Couchez-vous sur le dos, les genoux pliés *juste* assez pour permettre à tout le pied de reposer sur le sol.
   2. Mettez les mains sur les cuisses. [Figure 14].
   3. Levez lentement la tête et fléchissez le tronc pour former un angle de 30° avec le plancher et en glissant les mains le long des jambes. Quelle que soit la longueur de vos bras, le bout des doigts doit à peine toucher la rotule fléchie.
   4. Gardant le dos aussi droit que possible, maintenez la position de 5 à 30 secondes. [Figure 15].
   5. Baissez lentement le tronc. Détendez-vous.
   6. Répétez encore de 3 à 5 fois.

III.   *Il faut — il ne faut pas:*
   IL NE FAUT PAS faire un angle de plus de 30°. Si vous trouvez l'exercice trop facile, si les muscles rectaux de l'abdomen ne forment pas un bourrelet rigide, c'est que votre exercice est certainement mal fait.
   IL FAUT respirer normalement.
   La Flexion du tronc allongé est excellente pour l'estomac et ceux qui ont «du ventre». Malheureusement, tous les exercices qui font travailler les muscles abdominaux exigent bien des efforts. Les résultats sont pourtant rapides, si on pratique régulièrement.

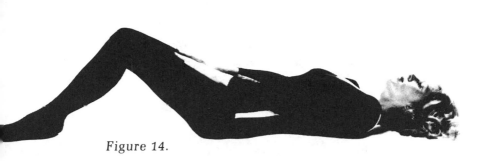

Figure 14.

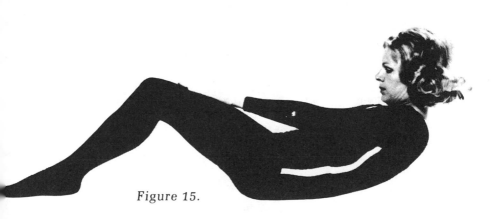

Figure 15.

CHAMEAU (LE)

I. *Bienfaits:*

Le Chameau:
— assouplit et tonifie la *colonne vertébrale.*
— donne une sensation d'*énergie.*
— améliore le *maintien.*
— profite à ceux qui ont le dos *voûté.*
— profite aux personnes *âgées* ou à ceux qui souffrent de la *colonne vertébrale,* parce que c'est un exercice qui se fait tout en douceur.

II. *Technique:*

1. Mettez-vous à genoux, droit, sans écarter les jambes, les orteils dirigés vers l'arrière.
2. Mettez les mains sur les hanches et penchez-vous lentement en arrière, faisant saillir le bassin. [Figure 16].
3. Laissez la tête tomber en arrière.
4. Laissez la main droite pendre au-dessus du talon et, si possible, mettez la paume de la main sur la plante du pied. [Figure 17].
5. Serrez les fesses, poussant le bassin et les cuisses en avant [Figure 18].
6. Maintenez la position aussi longtemps que possible ou de 5 à 30 secondes. Respirez normalement.
7. Répétez deux fois encore.

III. *Il faut — il ne faut pas:*

IL FAUT toujours s'efforcer de faire saillir la poitrine et le bassin pour obtenir une meilleure incurvation.

IL NE FAUT PAS pousser l'exercice au point d'en être inconfortable.

Au commencement, vos mains resteront suspendues dans le vide et, en tant que débutant, vous ne devez pas chercher à toucher vos pieds. Cet asana se fait si lentement et permet d'étirer la colonne vertébrale de façon si salutaire, qu'il peut être pratiqué sans danger par des personnes au-delà de la quarantaine. L'Étirement du bassin est l'exercice qui lui fait logiquement suite.

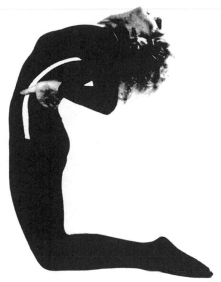

Figure 16.

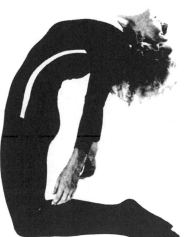

Figure 17.

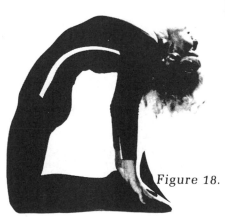

Figure 18.

CHANDELLE (LA)

I *Bienfaits:*

La Chandelle:

— est une panacée pour la plupart des *troubles bénins.*

— active la *circulation* en direction du cerveau, de la *colonne vertébrale,* du *bassin;* à cause de la station verticale, ces régions reçoivent rarement une quantité suffisante de sang fraîchement oxygéné.

— stimule la glande thyroïde par la pression qu'y exerce le menton et combat l'*embonpoint.*

— tonifie et calme le *système nerveux,* combat la tension neuro-musculaire, l'insomnie; donne une délicieuse sensation de rajeunissement.

— exerce une action bienfaisante sur les *glandes sécrétrices d'hormones.*

— soulage les *palpitations, le manque de souffle,* la *bronchite,* les *troubles de la gorge* et l'*asthme* à cause de la circulation accrue en direction du cou et de la poitrine.

— réduit la pression exercée sur les organes abdominaux à cause de l'inversion de la position qui, à son tour, régularise les *mécanismes digestifs,* élimine les *toxines,* accroît l'*énergie.*

— atténue les troubles des *voies urinaires* ou de la *menstruation,* et les *hémorroïdes.*

— soulage les *varices* et la *fatigue des jambes.*

— redonne de la vigueur aux personnes *anémiques* ou manquant d'*énergie.*

— décontracte *tout le corps.*

— stimule les *glandes* et les *organes sexuels.*

— étire la *colonne vertébrale.*

— fortifie et raffermit les muscles du *dos,* des *jambes,* du *cou* et de l'*abdomen.*

II. *Technique:*

1. Couchez-vous par terre, les jambes tendues, les bras le long du corps, les paumes contre le sol.

2. Levez lentement les jambes en tendant les muscles de l'abdomen et des jambes, jusqu'à ce que celles-ci soient perpendiculaires au sol.

3. Appuyez les mains contre le sol. [Figure 19].

4. Levez les fesses et le bas du dos et saisissez le corps à la taille les pouces devant, les doigts derrière. IL NE FAUT PAS écarter les coudes du corps. [Figure 20].

5. Raidissez les jambes et rentrez les fesses autant que votre équilibre vous le permet.

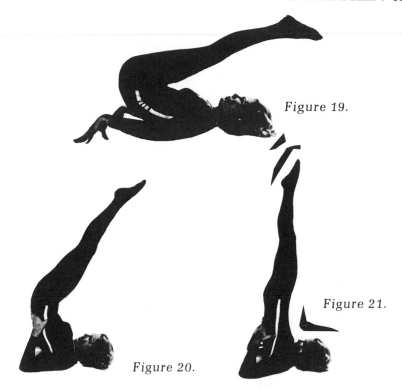

Figure 19.

Figure 21.

Figure 20.

6. Si vous parvenez à garder l'équilibre, saisissez le corps plus haut autour du thorax et rentrez les fesses. [Figure 21].

7. Tendez les jambes, pieds et orteils en l'air. Gardez la pose de 10 à 60 secondes, si vous débutez. Prolongez peu à peu jusqu'à 3 minutes. Respirez normalement pendant tout l'exercice.

III. *Il faut — il ne faut pas:*

IL FAUT être patient. L'important est de pouvoir lever les jambes, même si elle ne sont pas absolument droites au départ.

IL NE FAUT PAS vous inquiéter si, au début, vous ressentez des vertiges ou des maux de tête légers. C'est tout à fait normal, le phénomène étant dû à la dilatation brusque des vaisseaux sanguins.

Le terme sanskrit «sarvang» signifie «toutes les parties». Il indique que la pose sur les épaules (ou Sarvangasana) est le meilleur des exercices parce que le corps entier en profite. Personnellement, je pratique la Chandelle tous les jours et s'il m'arrive de manquer un jour, j'en subis les conséquences le lendemain. C'est un grand avantage de pouvoir tirer autant de profit d'un seul et même exercice.

CHARRUE (LA)

I. *Bienfaits:*

La Charrue:
- assouplit la *colonne vertébrale.*
- aide la *glande thyroïde* à combattre l'embonpoint.
- fortifie et raffermit l'*abdomen.*
- amincit et raffermit les *cuisses* et les *hanches.*
- procure une *détente* profonde et soulage les *maux de tête.*
- stimule le *système nerveux.*
- améliore la *circulation.*
- opère le massage des organes abdominaux tels que le *foie,* la *rate,* le *pancréas* et les *reins.*
- redonne rapidement de l'*énergie.*
- fortifie le *cou.*
- amincit le *buste.*

II. *Technique:*

1. Couchez-vous sur le dos, les jambes tendues, les bras le long du corps, les paumes au sol.
2. Levez lentement les jambes en tendant les muscles de l'abdomen et des jambes.
3. Levez la paume des mains pour donner à celles-ci la forme d'une coupole ou d'une tente et soulevez les fesses et le bas du dos. [Figure 22].
4. Faites basculer les jambes par-dessus la tête, en essayant de toucher le sol derrière vous avec les orteils. Le corps doit être fléchi à la taille. Gardez les jambes raides. [Figure 23].
5. Même si vos pieds sont loin du sol, restez dans cette position aussi longtemps que possible ou au moins pendant une minute.
6. Respirez normalement.
7. Quittez la pose lentement en pliant les genoux, mais redressez les jambes quand elles seront perpendiculaires au plancher. [Figure 24]; [Figure 25, pose avancée].

III. *Il faut — il ne faut pas:*

IL NE FAUT PAS vous décourager si vous ne pouvez soulever les fesses que de quelques centimètres. Allez simplement aussi loin que possible, restez dans cette position et répétez le mouvement plusieurs fois. Le fait de maintenir la position développe les muscles qui vous permettront d'aborder la suite de l'exercice.

IL FAUT garder les genoux droits pendant tout l'exercice.

IL NE FAUT PAS lever la tête au moment d'abaisser les jambes.

IL FAUT respirer normalement. Vous y parviendrez peu à peu.

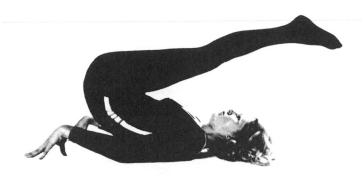

Figure 22.

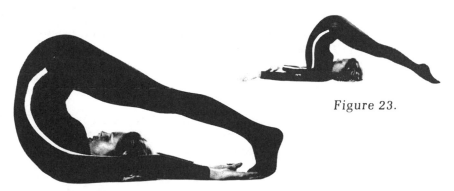

Figure 23.

Figure 24.

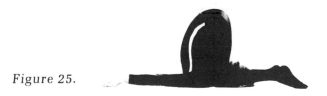

Figure 25.

Si au début vous éprouvez une sensation d'étouffement, placez un tabouret derrière vous pour y poser les jambes. Cette sensation disparaîtra à mesure que l'exercice vous deviendra plus familier.

Vous serez vous-même étonné de la rapidité de vos progrès. Même les personnes âgées parviennent assez rapidement et sans inconfort à toucher le sol de la pointe des pieds. Cet asana permet d'étirer de la façon la plus agréable une colonne vertébrale qui, pendant des années, a été soumise à des pressions anormales résultant d'un mauvais usage. C'est un de mes exercices préférés.

CHAT (LE)

I. *Bienfaits:*

Le Chat:
— fortifie le *dos*.
— réduit la *tension* musculaire et nerveuse.
— est excellent après *l'accouchement*; raffermit les organes féminins.
— resserre la région du *menton*.
— étire tout le *devant* du corps.
— fortifie les *bras*.

II. *Technique:*

1. Mettez-vous à quatre pattes.
2. Portez le corps légèrement en arrière [Figure 26]. et d'un seul mouvement abaissez le buste en vous efforçant de toucher le sol de la pomme d'Adam. [Figure 27].
3. Gardez la pose pendant 5 secondes, portant la plus grande partie de votre poids sur les mains.
4. Reprenez la position initiale et arquez le dos comme le ferait un chat en colère. [Figure 28].
5. Gardez la pose pendant 5 secondes, détendez-vous.
6. Ramenez votre genou droit vers la tête et touchez-la si possible. Gardez la pose 5 secondes. [Figure 29].
7. Levez la jambe tendue et maintenez-la droite. Gardez la pose. Gardez la tête levée et les bras droits. [Figure 30].
8. Ramenez la jambe vers la tête. Gardez la pose.
9. Détendez-vous. Répétez de l'autre côté.
10. Répétez toute la série encore une fois.

III. *Il faut — il ne faut pas:*

IL FAUT que le mouvement par lequel vous étirez le corps devienne un exercice dont vous puissiez goûter l'agrément. Faites ce mouvement lentement et avec grâce.

IL NE FAUT PAS vous décourager si vos genoux ne parviennent pas tout de suite à toucher votre tête. Chaque chose en son temps.

L'exercice du Chat est un de ceux qui favorisent le plus la décontraction. Il est recommandé par les gynécologues après l'accouchement et permet de dissiper les douleurs mal localisées de l'abdomen et de la partie inférieure du dos.

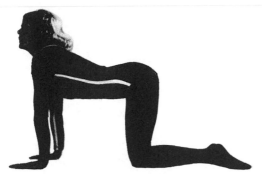

Figure 26.

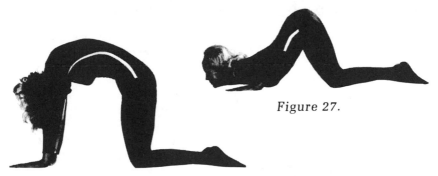

Figure 27.

Figure 28.

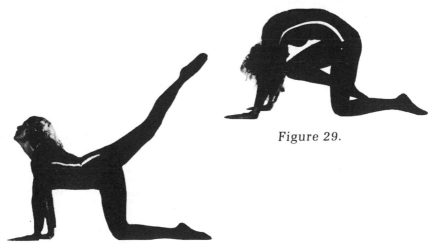

Figure 29.

Figure 30.

COBRA (LE)

I. *Bienfaits:*

Le Cobra:
— développe les muscles pectoraux du *buste*.
— étire et réaligne les *vertèbres* (très bon exercice pour les vertèbres déplacées).
— fortifie l'*abdomen* et les muscles du *dos*.
— raffermit et amincit les *fesses*.
— réactive le *système nerveux*.
— facilite la *digestion*.
— atténue les troubles physiologiques de la *femme*.
— raffermit la région du *menton*.

II. *Technique:*

1. Couchez-vous à plat ventre, les bras le long du corps, les pieds joints.
2. Ramenez les mains, les paumes tournées vers le bas, sous les épaules; la distance qui les sépare sera votre largeur d'épaules. [Figure 31].
3. Levez la tête LENTEMENT et regardez le plafond.
4. Quand vous aurez levé la tête aussi loin que possible, et pas avant, redressez les épaules et le dos, en faisant travailler les muscles du dos plutôt que vos mains.
5. Continuez à redresser le buste aussi loin que possible, tout en maintenant le pubis au sol. Le bas de la colonne vertébrale doit être très incurvé, mais il n'est pas nécessaire que les bras soient droits. [Figure 32].
6. Restez dans cette position jusqu'à ce que vous en ressentiez l'inconfort (5 à 30 secondes).
7. Quittez la position lentement en faisant rouler les vertèbres les unes sur les autres et en ne déplaçant la tête qu'en dernier lieu.
8. Répétez encore deux fois; respirez normalement quand vous gardez la pose.

III. *Il faut — il ne faut pas:*

IL FAUT lever les yeux à l'intérieur de l'orbite au début, au milieu et à la fin de l'exercice. Habituez-vous à suivre et à goûter la lente flexion de la colonne vertébrale et le massage des vertèbres l'une après l'autre.

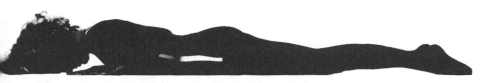

Figure 31.

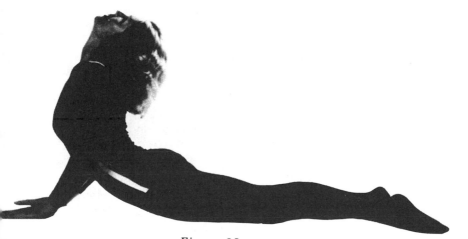

Figure 32.

DEMI-PONT (LE)

I. *Bienfaits:*

Le Demi-pont:
— décontracte.
— étire et raffermit les *cuisses*, les *hanches* et l'*abdomen.*
— fortifie le *dos* et les *jambes.*
— active le fontionnement des *glandes* et des *organes abdominaux.*
— assouplit la *colonne vertébrale.*
— développe le *thorax* et les muscles pectoraux du *buste.*
— améliore le *maintien.*
— raffermit et amincit les tissus adipeux derrière les *jambes.*
— étire et décontracte les *pieds* et les *chevilles.*

II. *Technique:*

1. Asseyez-vous sur les talons, les jambes l'une contre l'autre. [Figure 33].
2. Mettez votre main droite derrière vous par terre, le coude droit, les doigts dirigés vers l'arrière.
3. Mettez la main gauche de l'autre côté; les deux mains doivent être à la verticale de vos épaules.
4. Laissez la tête tomber en arrière. [Figure 34].
5. Relevez le bassin aussi haut que possible et restez dans cette position de 5 à 30 secondes. [Figure 35].
6. Redescendez lentement; portez le corps en avant pour aboutir à la position de la Feuille, la tête par terre, la poitrine contre les genoux, les fesses sur les talons, les bras le long du corps. [Figure 36].
7. Répétez en essayant chaque fois de poser les mains plus loin derrière vous, mais finissez toujours par la pose de la Feuille.
8. Faites l'exercice trois fois.

III. *Il faut — il ne faut pas:*

IL NE FAUT PAS oublier de pousser le bassin en l'air, pour que les fesses ne reposent plus sur les talons. Tout le devant du corps doit être arqué.

IL FAUT redresser le corps après chaque pose pour compenser la très forte tension à laquelle est soumis le dos.

Vous parviendrez à la longue à faire reposer le corps sur les coudes et les épaules. Cet asana est un excellent exercice pour les femmes. Pratiqué en même temps que la Pince, il peut dissiper beaucoup de ces douleurs mal localisées dont souffre souvent le sexe féminin.

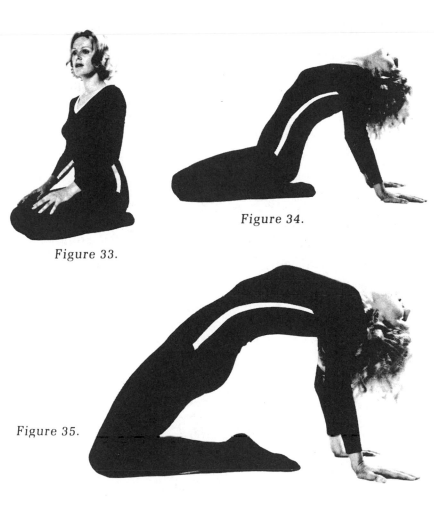

Figure 33.

Figure 34.

Figure 35.

Figure 36.

DÉVELOPPEMENT DU THORAX

I. *Bienfaits:*

Le Développement du thorax:
— développe le *buste* chez la femme et *la poitrine* chez l'homme.
— décontracte les muscles du *cou,* des *épaules* et de la *partie supérieure du dos.*
— redonne rapidement de l'*énergie.*
— *détend* tout le corps.
— raffermit et amincit un *ventre* «à étages».
— améliore le *maintien.*
— développe les *poumons* et active la *circulation* vers la tête.

II. *Technique:*

1. Tenez-vous droit, les pieds légèrement écartés; tendez les bras en avant, les paumes des mains jointes. [Figure 37].

2. En décrivant un grand cercle, ramenez les mains derrière le dos; faites saillir les omoplates et joignez les mains en entrelaçant les doigts.

3. Laissant la tête tomber en arrière, pliez le corps en arrière aussi loin que vous pouvez le faire confortablement et poussez le bassin en avant.

4. Relevez les mains jointes vers la tête, gardez la pose 5 secondes [Figure 38].

5. Tout en restant dans la même position, pliez lentement le corps en avant à la taille, laissant tomber la tête. Laissez le poids du corps opérer ce mouvement, ne faites pas de mouvements brusques ou saccadés. [Figure 39].

6. Gardez la pose 10 secondes et continuez à pousser les mains en l'air dans la direction de la tête. [Figure 40 - pose avancée].

7. Redressez-vous lentement, détendez-vous; répétez deux fois encore.

III. *Il faut — il ne faut pas:*

IL FAUT faire cet exercice souvent pour améliorer la ligne du buste.

IL NE FAUT PAS fermer les yeux, afin de conserver un meilleur équilibre.

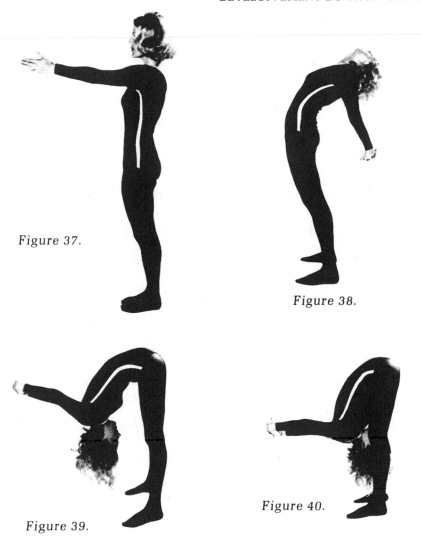

Figure 37.

Figure 38.

Figure 39.

Figure 40.

Le développement du thorax vous donnera un magnifique «coup de fouet» après être resté assis des heures à un bureau, ou quand vous vous sentirez nerveux ou déprimé.

ÉLÉVATION ABDOMINALE

I. *Bienfaits:*

L'élévation abdominale:
— fortifie et raffermit les *muscles abdominaux.*
— réduit le *tour de taille.*
— facilite la *régularité* et soulage la *constipation* en stimulant les mouvements péristaltiques du *colon.*
— tonifie et masse la plupart des *organes abdominaux* et des *glandes.*
— stimule la circulation vers la région abdominale, ce qui facilite la *digestion* et le *métabolisme.*

II. *Technique:*

1. Station debout, les jambes écartées d'environ 30 cm.
2. Penchez-vous en avant en plaçant les mains juste au-dessus des genoux et en y portant le poids de votre corps.
3. Inspirez, puis EXPIREZ À FOND et ne respirez plus pendant toute la durée de l'exercice. Il est essentiel que le corps soit vide de tout air inspiré.
4. Détendez l'abdomen, tirez-le vers l'intérieur puis vers le haut comme pour faire entrer en contact le nombril et la colonne vertébrale. Il en résulte une profonde incurvation. [Figure 41].
5. Maintenez cette incurvation pendant une seconde, puis repoussez l'abdomen brusquement vers l'extérieur.
6. Rentrez l'abdomen de nouveau immédiatement après et n'oubliez pas la traction vers le haut qui doit être assez forte pour tendre les muscles du cou. [Figure 42].
7. Projetez brusquement l'abdomen vers l'extérieur après une seconde, etc.
8. Répétez cette opération de va-et-vient de 3 à 5 fois avant d'inspirer de nouveau.
9. Décontractez-vous et reprenez votre souffle. Si vous constatez que vous expirez en vous redressant, c'est que votre exercice n'a pas été fait correctement.
10. Répétez cette série de 3 à 5 contractions trois fois chacune et si vous souffrez vraiment de constipation ou de muscles trop lâches, faites-le trois fois par jour.

III. *Il faut — il ne faut pas:*

IL FAUT que vos poumons soient absolument vides avant de rentrer l'abdomen. Ceci nécessite un peu d'entraînement et vous constaterez probablement que vous aurez tendance à inspirer avec chaque incurvation.

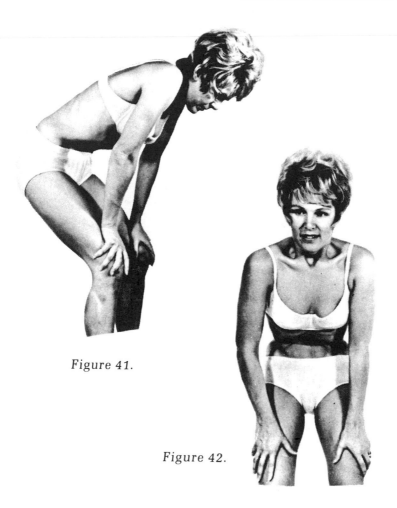

Figure 41.

Figure 42.

Ces contractions, de 3 à 5, sont toutes effectuées entre l'expiration et l'inspiration.

IL FAUT que votre abdomen soit détendu pour permettre une incurvation suffisante.

IL FAUT s'efforcer d'arriver à 10 contractions pour une seule expiration, mais faites-le progressivement à raison d'une contraction de plus par semaine.

IL NE FAUT PAS vous décourager si votre abdomen est gros et ne semble pas s'incurver du tout. L'amincissement souhaité mettra un peu plus de temps à venir, mais il viendra.

ÉLÉVATION DES BRAS

I. *Bienfaits:*

L'Élévation des bras:
— raffermit le *dessous des bras.*
— fortifie et raffermit les muscles pectoraux du *buste.*
— réduit la *tension* dans les *épaules.*

II. *Technique:*

1. Asseyez-vous confortablement les jambes croisées. Ramenez les mains à la hauteur des épaules, les paumes vers le haut, les doigts dans la direction du cou et les coudes sur le côté de façon à ce que les bras soient alignés sur la poitrine. [Figure 43].
3. Levez lentement les mains selon la technique isométrique, en résistant à chaque instant contre le mouvement. [Figure 44].
4. Tendez bien les bras, ensuite baissez-les tout aussi lentement, en exerçant une résistance contre le mouvement.
5. Répétez 3 à 5 fois.

III. *Il faut — il ne faut pas:*

IL FAUT imaginer que vous êtes en train de soulever un grand poids au-dessus de votre tête; ceci vous aidera à faire le mouvement. Il faut abaisser ce poids tout aussi lentement de peur qu'il ne vous écrase.

IL FAUT pousser fort, en résistant contre le mouvement, pour faire saillir les tendons des bras et des doigts.

Reposez-vous et respirez normalement entre chaque exercice si vous le désirez. Retenez bien que si vous avez récemment perdu du poids ou si vous voulez en perdre, c'est surtout sous les bras que la flaccidité des muscles sera visible.

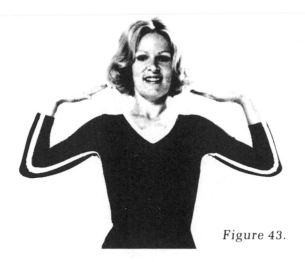

Figure 43.

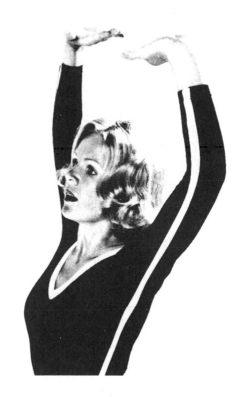

Figure 44.

ÉPONGE (L')

II. *Bienfaits:*

L'Éponge:
— décontracte profondément le système *musculaire.*
— décontracte profondément le système *nerveux.*
— vous rendra votre *tranquillité d'esprit.*
— atténue l'*anxiété* et la *nervosité* par la décontraction.
— *recharge* vos «batteries» d'une manière étonnante.

II. *Technique:*

1. Couchez-vous par terre, les jambes légèrement écartées, les bras le long du corps mais détendus. [Figure 45].
2. En baissant la pointe des pieds, amenez-les dans le prolongement des jambes. Restez ainsi 5 secondes. Détendez-vous.
3. Redressez la pointe des pieds vers le corps en fléchissant les chevilles. Gardez la pose. Détendez-vous.
4. Levez les talons de 5 cm et raidissez les jambes, en appuyant fortement le jarret contre le sol. Gardez la pose. Détendez-vous.
5. Dirigez la pointe des pieds l'une vers l'autre.
6. Serrez les fesses. Gardez la pose. Détendez-vous.
7. Rentrez le ventre le plus haut possible vers le thorax. Gardez la pose. Détendez-vous.
8. Incurvez la colonne vertébrale, faisant bomber la poitrine. Gardez la pose. Détendez-vous.
9. Les mains le long du corps, les paumes au sol, raidissez et incurvez les doigts dans la direction des bras en fléchissant les poignets. Gardez la pose. Détendez-vous.
10. Pliez les coudes et répétez le mouvement 9 ci-dessus, incurvant les mains dans la direction des épaules. Gardez la pose. Détendez-vous.
11. Serrez les poings fortement, écartez les bras du corps et perpendiculairement au sol. Déplacez-les lentement en opposant constamment une résistance au mouvement afin de faire saillir les muscles pectoraux.
12. Rapprochez les omoplates l'une de l'autre. Gardez la pose. Détendez-vous.
13. Poussez les épaules dans la direction des oreilles. Gardez la pose. Détendez-vous.
14. Abaissez les coins de la bouche. Gardez la pose. Détendez-vous.
15. Repliez la langue vers l'arrière du palais. Gardez la pose. Détendez-vous.
16. Serrez les lèvres, plissez le nez et fermez les yeux en serrant fortement les paupières. Gardez la pose. Détendez-vous.

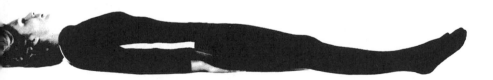

Figure 45.

17. Souriez les lèvres fermées et le visage tendu. Gardez la pose. Détendez-vous.
18. Baillez très lentement, en opposant une résistance au mouvement.
19. Appuyez l'arrière de la tête contre le sol. Gardez la pose. Détendez-vous.
20. Froncez les sourcils en faisant avancer le cuir chevelu. Gardez la pose. Détendez-vous.
21. Faites les Mouvements oculaires.
22. Enfoncez la tête dans les épaules sans bouger le reste du corps.
23. Détendez-vous en vous laissant «fondre» sur le plancher pendant 10 minutes si possible. (Figure   ).

III. *Il faut — il ne faut pas:*

IL FAUT garder toutes les poses au moins 5 secondes.

Après chaque pose, IL FAUT laisser le corps retomber dans sa position première.

IL FAUT bannir tout souci ou toute pensée désagréable de votre esprit au moment où vous terminez l'exercice. Pensez le moins possible ou pensez à des choses agréables; laissez défiler le plus objectivement possible le train de vos pensées sans vous y intéresser.

En sanskrit, l'Éponge s'appelle la pose du Mort ou du cadavre. En réalité, c'est une pose qui doit décontracter profondément le corps et lui donner ainsi l'occasion d'assimiler à loisir ce qu'il a appris. Il est rare que nous ayons ainsi le temps de nous détendre. Il nous arrive de lire, de regarder la télévision, de dormir, mais le fait d'être couché n'implique pas que l'on parvienne à dissiper les tensions neuro-musculaires profondes. Le corps doit réapprendre à le faire. En suivant au début pas à pas les différentes techniques de l'Éponge, vous verrez que vous parviendrez à vous détendre sans en parcourir toutes les étapes.

EXERCICE DES COUDES

I. *Bienfaits:*

L'Exercice du coude:
— soulage de l'*arthrite* et de la *bursite.*
— réduit la *tension musculaire.*
— assouplit les *bras.*

II. *Technique:*

1. Asseyez-vous confortablement en tailleur ou restez debout.
2. Pliez les coudes pour les ramener à la hauteur des épaules; [Figure 46].
3. Détendez subitement les coudes en jetant les bras en avant et en haut. [Figure 47].
4. Reposez-vous un moment et répétez 5 fois.

III. *Il faut — il ne faut pas:*

IL FAUT absolument projeter les bras en avant d'un mouvement brusque, comme si vous vouliez vous débarrasser de vos mains.

Le Yoga s'intéresse à toutes les parties du corps, même à celles qui paraissent le plus négligeables, car c'est justement celles-là qui sont souvent le siège de tension musculaire ou nerveuse. Cet exercice assouplira les coudes et empêchera les articulations de craquer.

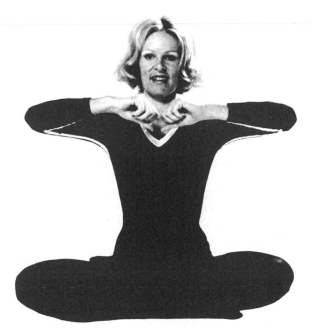

Figure 46.

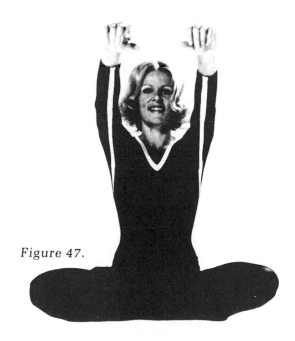

Figure 47.

EXERCICE DES YEUX

I. *Bienfaits:*

— soulage la *tension musculaire* et la *fatigue* des yeux.
— fortifie les muscles des *yeux.*
— soulage les *maux de tête.*
— rend les yeux plus *clairs*, plus *brillants.*
— procure une sensation générale de *détente.*

II. *Technique:*

1. Asseyez-vous en tailleur confortablement et regardez droit devant vous.
2. Tournez les yeux le plus possible vers la droite sans bouger la tête. Gardez-les dans cette position 5 secondes.
3. Regardez vers la gauche. Maintenez la position. [Figure 48].
4. Levez les yeux comme pour regarder vos sourcils. Maintenez position. [Figure 49].
5. Baissez les yeux, le regard prolongeant la ligne du nez. Maintenez la position. [Figure 50].
6. Imaginez une horloge géante dont le 12 serait situé juste sous les sourcils et le 6 par terre juste devant vous.
7. Regardez chaque chiffre de cette horloge pendant une seconde, passant brusquement d'un chiffre à l'autre.
8. Répétez dans l'autre sens.
9. Couvrez les yeux de la paume des mains pendant 30 secondes, afin de les reposer [Figure 51].

Variations:

1. a) Regardez au loin à travers la fenêtre. Essayez de fixer votre regard très loin, sur l'horizon. Maintenez la position.
   b) Ramenez votre regard et regardez votre nez en louchant. Maintenez la position.
2. Imaginez vous-même des mouvements:
   décrivez, par exemple, des demi-cercles, des diagonales.

III. *Il faut — il ne faut pas:*

IL FAUT faire ces exercices chaque fois que vous êtes fatigué ou que vos yeux souffrent de fatigue, au lieu de serrer les paupières comme on le fait d'habitude.

IL FAUT vous reposer les yeux en les fermant entre chaque série d'exercices.

Les yeux sont notre organe de la perception le plus important et pourtant nous les négligeons comme s'ils ne nécessitaient aucun soin particulier. On peut réduire énormément la fatigue des yeux et les maux de tête en faisant travailler les muscles des yeux.

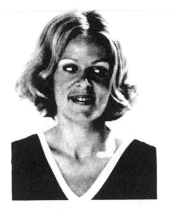

Figure 48.

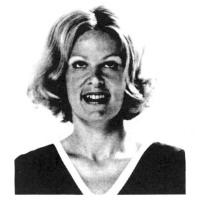

Figure 49.

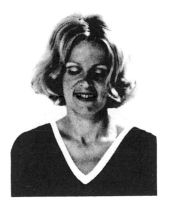

Figure 50.

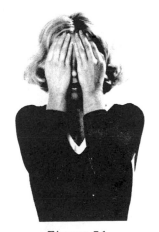

Figure 51.

FEUILLE (LA)

I. *Bienfaits:*

La Feuille:
— réduit la *tension musculaire*, procure une merveilleuse sensation de détente.
— redonne rapidement de l'*énergie.*
— active la *circulation* dans la tête, ce qui améliore le *teint.*
— soulage les *jambes fatiguées* et les *varices.*

II. *Technique:*

1. Mettez-vous à genoux, les jambes fermées.
2. Asseyez-vous sur vos talons et placez le dos des mains sur le sol, tournés vers l'arrière.
3. Baissez lentement la tête, jusqu'au sol, poussant vos mains derrière vous, les paumes en l'air, les bras le long du corps. [Figure 52].
4. Posez la tête par terre, tournée d'un côté, et détendez-vous complètement, la poitrine sur les genoux.
5. Gardez la pose aussi longtemps que vous le désirez; plus vous resterez dans cette position, mieux cela vaudra.

III. *Il faut — il ne faut pas:*

Faites la Feuille chaque fois que vous aurez besoin de repos ou d'un coup de fouet.

IL NE FAUT PAS soulever les fesses, mais faire porter tout votre poids sur les jambes et les talons.

Cet asana s'appelle aussi la «pose de l'enfant». Il est très reposant, peut-être parce qu'il rappelle la position du «retour au sein maternel». Il vous fera grand bien chaque fois que vous vous sentirez ankylosé, nerveux ou fatigué.

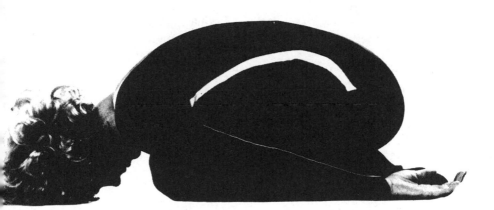

Figure 52.

FLEUR (LA)

I. *Bienfaits:*

La Fleur:
— soulage les douleurs *arthritiques* et assouplit les doigts trop raides.
— combat les *articulations noueuses.*
— rajeunit les *mains.*
— active la *circulation.*
— entretient la souplesse des *doigts* pour le piano, la dactylographie, la couture, etc.

II. *Technique:*

1. Asseyez-vous en tailleur confortablement.
2. Fermez les poings en serrant fortement les doigts. [Figure 53].
3. Imaginez que vos mains sont des fleurs matinales et commencez à les ouvrir le plus doucement possible, en opposant constamment une *résistance* au mouvement. [Figure 54].
4. Redressez et incurvez les doigts le plus possible. [Figure 55].
5. Faites le mouvement en sens inverse et fermez les mains lentement. Il faut opposer une résistance au mouvement pour faire saillir les tendons du dos de la main.
6. Décontractez les doigts en les bougeant ou en les secouant rapidement.
7. Ensuite, écartez les doigts et appuyez-les l'un après l'autre contre la paume pendant 2 secondes.
8. Répétez toute la série encore deux fois.

III. *Commentaires:*

Faites aussi l'exercice les mains plongées dans de l'eau ou de l'huile tiède. Vous constaterez qu'il se fait plus facilement, tout en donnant les mêmes résultats.

Pour ceux qui souffrent d'arthrite, il est essentiel que les articulations ne perdent pas toute leur souplesse. La Fleur viendra aussi en aide à ceux qui veulent conserver un air de jeunesse.

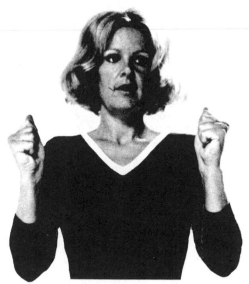

Figure 53.

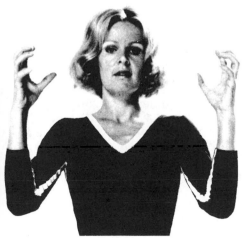

Figure 54.

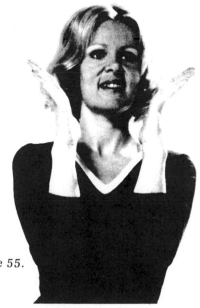

Figure 55.

FLEXION DES CHEVILLES

I. *Bienfaits:*

La flexion des chevilles:
— soulage *pieds* et *chevilles* enflés.
— fortifie les *chevilles* faibles: excellent pour le *ski*.
— facilite la *circulation* et diminue la *fatigue* des jambes.
— affine le galbe des *jambes* et des *chevilles*.

II. *Technique:*

1. Station debout, les pieds écartés de 5 cm.
2. Torsion vers la droite, le poids du corps sur l'arête des pieds. (Le corps reposera sur l'extérieur du pied droit et sur l'intérieur du pied gauche.) [Figure 56].
3. Pliez les genoux en avant et vers la droite, tout en maintenant droits les hanches et le bassin.
4. Maintenez cette position pendant 5 secondes ou jusqu'à ce que vous en ressentiez l'inconfort.
5. Répétez ce mouvement de l'autre côté.
6. Levez maintenant le pied droit, dirigez-le vers l'avant et imprimez-lui une rotation de 360°, d'abord dans le sens des aiguilles d'une montre, ensuite dans l'autre. [Figure 57].
7. Répétez ce mouvement avec l'autre pied.
8. Répétez le mouvement complet deux fois encore.

III. *Il faut — il ne faut pas:*

IL FAUT faire ces exercices régulièrement si vous voulez rendre vigueur et jeunesse à votre démarche, les chevilles raides étant un des premiers indices de la vieillesse.

IL NE FAUT PAS tourner le bassin, sinon votre exercice ne produira pas l'effet désiré.

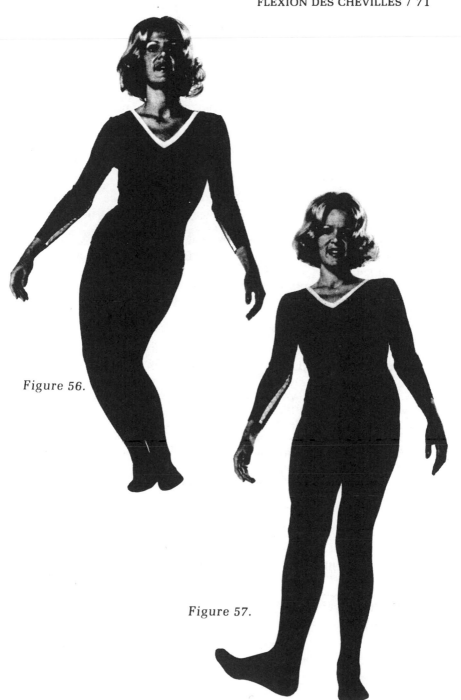

Figure 56.

Figure 57.

FLEXION DES ORTEILS

I. *Bienfaits:*

La Flexion des orteils:
— fortifie les *orteils*.
— empêche les *varices*.
— facilite l'*évacuation*.
— décontracte.
— accentue la *cambrure* du cou-de-pied.
— fait travailler les *rotules*.

II. *Technique:*

1. Accroupissez-vous, les genoux écartés, les bras pendant entre les genoux pour assurer un meilleur équilibre. [Figure 58].
2. Dressez-vous sur la pointe des pieds et essayez graduellement d'abaisser les talons jusqu'au sol. Allez aussi loin que possible et gardez la pose de 5 à 10 secondes.
3. Redressez-vous sur la pointe des pieds lentement et reposez-vous en vous asseyant par terre si nécessaire.
4. Répétez trois fois.
5. Peu à peu, essayez de rapprocher les genoux.

III. *Technique:*

— Pour ceux qui peuvent s'accroupir confortablement sur les talons.

1. Accroupissez-vous les genoux écartés, les bras pendant entre les genoux. [Figure 59].
2. Dressez-vous lentement sur la pointe des pieds et restez-y en équilibre de 5 à 20 secondes.
3. Redescendez lentement sur les talons.
4. Répétez trois fois.
5. Peu à peu, rapprochez les genoux.

IV. *Il faut — il ne faut pas:*

IL FAUT concentrer vos efforts sur les parties les plus difficiles de l'exercice. S'il vous est plus facile de rester en équilibre sur la pointe des pieds, exercez-vous à abaisser les talons, ou inversement.

L'exercice des orteils fortifie non seulement les orteils, mais exerce une influence bienfaisante sur tout le pied et les jambes. C'est un exercice qui cumule différents avantages, même si ceux-ci ne sont pas toujours évidents.

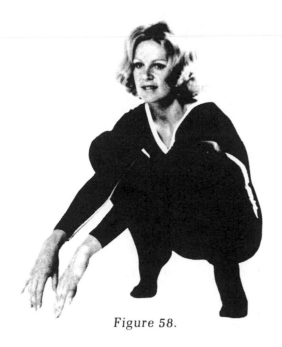

Figure 58.

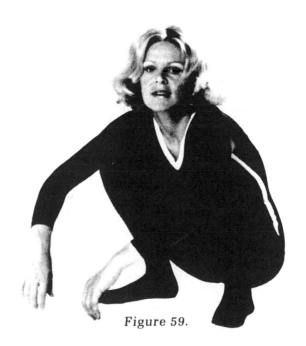

Figure 59.

FLEXION DU TRONC (Assis)

I. *Bienfaits:*

Dans la position assise, la Flexion du tronc:
— fortifie les *muscles abdominaux* et tonifie les *organes abdominaux.*
— étire, assouplit, décontracte les *jambes* et la *colonne vertébrale.*
— profite à tout le *système nerveux.*
— facilite la *digestion* et l'*évacuation.*
— stimule les *reins.*
— opère le massage du *coeur.*
— étire la région du *bassin* et y améliore la *circulation sanguine.*
— procure un sentiment de *vitalité.*

II. *Technique:*

1. Asseyez-vous par terre, les jambes tendues, le dos droit. [Figure 60].
2. Levez les bras pour qu'ils soient parallèles à vos jambes et penchez-vous légèrement en arrière [Figure 61].
3. Penchez-vous en avant LENTEMENT en incurvant la colonne vertébrale; quand vous aurez atteint votre point limite sans vous forcer, saisissez vos jambes à la hauteur où il vous est confortable de le faire. [Figure 62].
4. Pliez les coudes et fléchissez le tronc en tirant avec les mains. Il faut s'efforcer de bien étirer la colonne vertébrale.
5. Laissez tomber la tête et gardez la pose de 5 à 30 secondes en respirant lentement. [Figure 63].
6. Vous parviendrez À LA LONGUE à toucher les genoux de la tête et à saisir vos orteils plutôt que vos chevilles en abaissant les coudes jusqu'au sol.
7. Redressez-vous lentement et répétez l'exercice deux fois encore.

III. *IL faut — il ne faut pas:*

IL FAUT garder les genoux droits et maintenir la pose sans bouger, si vous ne voulez pas perdre le bénéfice de vos efforts.

IL NE FAUT PAS pousser le corps en avant par des saccades pour tenter «d'aller plus loin». Vous risquez de vous faire mal.

Il est plus important de bien étirer la colonne vertébrale par la flexion du tronc que de forcer une colonne vertébrale qui est d'abord récalcitrante. Vous serez étonné de la rapidité avec laquelle vous parviendrez à fléchir le corps.

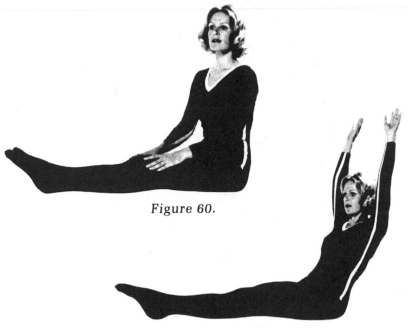

Figure 60.

Figure 61.

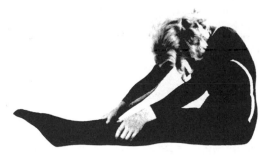

Figure 62.

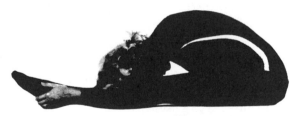

Figure 63.

FLEXION DU TRONC (Debout)

I. *Bienfaits:*

La Flexion du tronc:
— *décontracte* le jarret et assouplit les *jambes.*
— active la *circulation* de la *tête,* efface les *rides* et améliore le *teint;* procure une sensation de *vivacité.*
— assouplit la *colonne vertébrale.*
— redonne de l'*énergie.*
— décontracte le *dos* et les *épaules.*
— facilite la *digestion.*
— combat l'*embonpoint.*

II. *Technique:*

1. Station debout, les pieds légèrement écartés.
2. Levez les mains au-dessus de la tête. [Figure 64].
3. Fléchissez lentement le corps à la taille en vous incurvant et en laissant tomber la tête d'abord, puis en fléchissant chaque vertèbre l'une après l'autre jusqu'à ce que vous atteigniez votre point limite. [Figure 65].
4. Tout en gardant les bras collés aux oreilles, laissez pendre le corps en avant sous son propre poids pendant quelques secondes. [Figure 66].
5. Saisissez vos chevilles ou la partie de la jambe que vous pouvez atteindre confortablement et ramenez le menton vers le cou.
6. Pliez les coudes en écartant un peu les bras et continuez à fléchir doucement le corps afin d'amener la tête le plus près possible de vos genoux. [Figure 67].
7. Gardez la pose de 5 à 30 secondes.
8. Redressez-vous très lentement, en gardant les bras collés aux oreilles et en déroulant la colonne vertébrale.
9. Répétez deux fois encore.

III. *Il faut — il ne faut pas:*

IL NE FAUT PAS faire de mouvements saccadés pour essayer d'amener la tête plus près des genoux.
IL NE FAUT PAS vous inquiéter de la distance qui sépare vos mains du sol, mais plutôt de celle qui sépare votre tête des genoux.

La Flexion du tronc dans la position debout est un excellent exercice pour décontracter le dos et le jarret. Le poids de votre corps suspendu est suffisant pour faire travailler ces parties et les assouplir; vous parviendrez à la longue à toucher le sol avec vos mains.

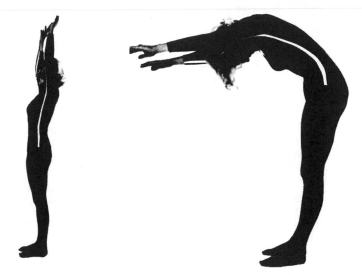

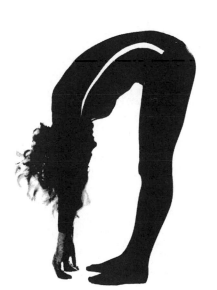

Figure 64.

Figure 65.

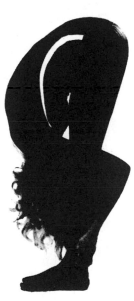

Figure 66.

Figure 67.

FONTAINE (LA)

I.*Bienfaits:*

La Fontaine:
— raffermit et amincit les *hanches.*
— réduit le *tour de taille.*
— active la *circulation* dans les *bras.*
— étire *tout le côté* du corps.
— réduit la *tension musculaire* ou nerveuse.

II. *Technique:*

1. Station debout, les pieds légèrement écartés et les mains jointes devant vous.
2. Levez lentement les mains jointes au-dessus de la tête et penchez-vous en arrière depuis la taille aussi loin que possible. Gardez la pose quelques secondes. [Figure 68].
3. Depuis la taille, décrivez un cercle avec le corps en vous penchant d'abord à gauche, puis en avant, puis à droite et en vous arrêtant quelques secondes dans chacune des positions. [Figure 69] et [Figure 70].
4. Détendez-vous et répétez deux fois dans chaque sens.
5. *Variations:*

a) Faites les mêmes mouvements que ci-dessus, mais dressez-vous sur la pointe des pieds et gardez l'équilibre pendant tout l'exercice.
b) Faites la Fontaine sans vous arrêter, mais en effectuant les mouvements très lentement.
c) Augmentez la dimension du cercle décrit.

III. *Il faut — il ne faut pas:*

IL NE FAUT PAS faire saillir les fesses pendant les flexions latérales pour ne pas perdre le bénéfice de vos efforts.
IL NE FAUT PAS plier les genoux ou bouger les pieds.

La Fontaine est particulièrement recommandée à ceux qui veulent perdre du poids dans les endroits précis affectés par l'exercice. Elle procure une délicieuse sensation de détente qui favorise la décontraction neuro-musculaire.

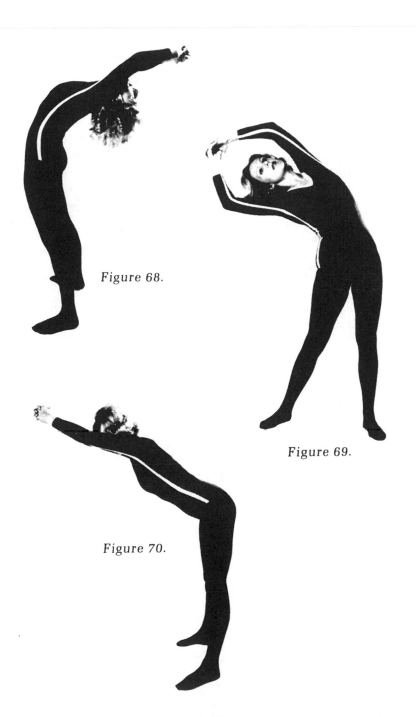

Figure 68.

Figure 69.

Figure 70.

GRAND ÉCART (LE)

I. *Bienfaits:*

Le Grand écart:
— étire, raffermit et redonne de la ligne au *jarret*.
— décontracte *tout le corps*.
— active la circulation dans le *bassin*.
— soulage les douleurs de la *sciatique*.
— est un très bon exercice pour les femmes surtout: il régularise la *menstruation* et le fonctionnement des ovaires.
— raffermit et amincit les *cuisses*.
— assouplit la *colonne vertébrale*.

II. *Technique:*

1. Asseyez-vous par terre, les jambes tendues et écartées le plus possible. [Figure 71].
2. Mettez les mains sur les jambes et glissez-les lentement vers les pieds. Gardez les jambes raides.
3. Fléchissez le corps à la taille et, par un mouvement d'incurvation, poussez les mains aussi loin que possible, puis saisissez la jambe au point où il vous est confortable de le faire. [Figure 72].
4. Laissez pendre la tête et pliez les coudes pour bien tirer le corps en avant. Gardez la pose de 10 à 30 secondes. Détendez-vous et reprenez lentement votre position primitive. [Figure 73; pose avancée].
5. Répétez encore deux fois.

III. *Il faut — il ne faut pas:*

IL FAUT s'asseoir carrément sur le bassin, non sur le coccyx.
IL NE FAUT PAS plier les genoux; votre exercice serait sans effet.

Au stade plus avancé de cette pose, vous parviendrez à abaisser la tête jusqu'au sol ce qui activera la circulation en direction de celle-ci. Cette pose est particulièrement recommandée aux femmes et devrait être pratiquée tous les jours.

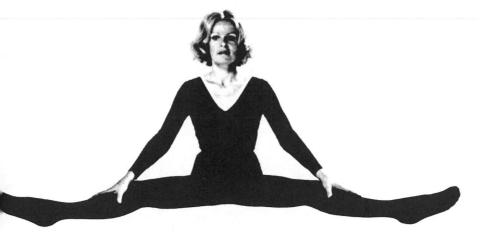

Figure 71.

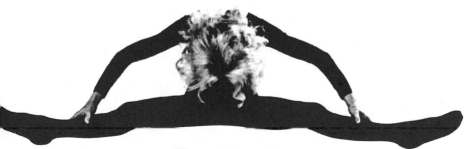

Figure 72.

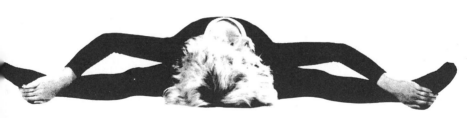

Figure 73.

GUERRIER ASSIS (LE)

I. *Bienfaits:*

Le Guerrier assis:

— corrige les *pieds plats.*

— pratiqué pendant 10 minutes, soulage les *jambes fatiguées.*

— atténue les *douleurs rhumatismales* dans les *genoux.*

— accentue la *cambrure* du cou-de-pied.

— dissipe les douleurs du *talon* et des *éperons calcanéens.*

— dissipe les sensations de *lourdeur dans l'estomac* et peut se faire sans danger immédiatement après un repas.

II. Technique:

1. Mettez-vous à genoux, droit, les genoux l'un contre l'autre, les pieds écartés de 45 cm. [Figure 74].
2. Abaissez le corps lentement pour vous asseoir entre les pieds *sur le sol.* Aidez-vous des mains si nécessaire. [Figure 75].
3. Raidissez le dos et gardez la pointe des pieds dirigés droit derrière vous.
4. Mettez les mains sur les genoux, les paumes à plat. [Figure 76].
5. Gardez la pose 30 secondes en respirant profondément.
6. Joignez les mains et levez les bras tendus, les paumes tournées vers le haut.
7. Restez dans cette pose 30 secondes.
8. Détendez-vous.

III. *Il faut — il ne faut pas:*

IL FAUT vous détendre quand vous serez dans la position assise. Vous en éprouverez une merveilleuse sensation de repos.

IL NE FAUT PAS abandonner parce qu'il est difficile au début de rester assis les pieds écartés. Commencez alors par croiser les chevilles et asseyez-vous sur les pieds. Peu à peu vous écarterez les pieds.

Beaucoup de personnes qui doivent rester longtemps debout ont tiré grand bien de cet exercice. À un stade plus avancé, vous vous coucherez sur le dos depuis la position assise. Cette pose s'appelle le Guerrier couché.

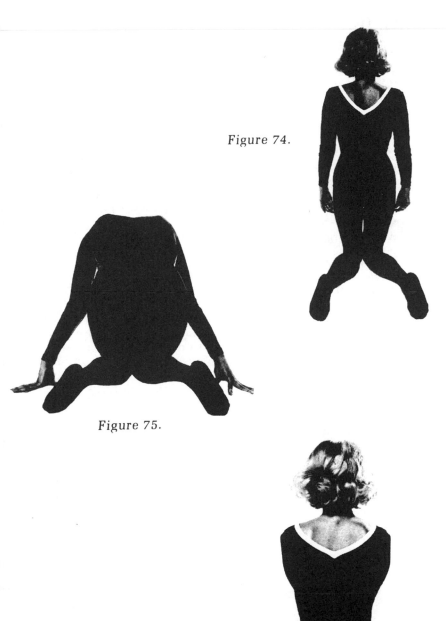

Figure 74.

Figure 75.

Figure 76.

LAME (LA)

I. *Bienfaits:*

— soulage la *bursite* et les douleurs *arthritiques.*
— développe et raffermit les muscles pectoraux du *buste.*
— réduit la tension dans les *épaules* et la partie supérieure du *dos.*

II. *Technique:*

1. Asseyez-vous confortablement les jambes croisées.
2. Pliez les coudes et levez-les de chaque côté; les bouts des doigts se touchent à la hauteur de la poitrine. [Figure 77].
3. Rapprochez les omoplates comme pour coincer entre elles un billet de $10. Levez les coudes le plus haut possible.
4. Maintenez la position pendant 5 à 10 secondes. [Figure 78].
5. Abandonnez cette position doucement. Haussez les épaules.
6. Répétez le mouvement 3 à 5 fois.

III. *Il faut — il ne faut pas:*

IL FAUT détendre momentanément les muscles contractés en haussant les épaules. C'est généralement dans les épaules que la tension se fait d'abord sentir et celles-ci, au début, peuvent se plaindre d'être obligées d'abandonner leur position contractée.

IL NE FAUT PAS hausser les épaules au moment où vous les rapprochez; essayez de maintenir les coudes bien hauts.

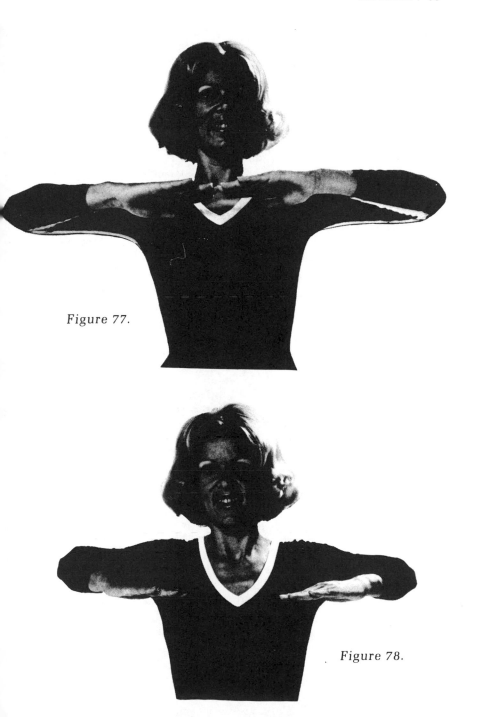

Figure 77.

Figure 78.

LION (LE)

I. *Bienfaits:*

Le Lion:
— décontracte le *visage.*
— raffermit et resserre les muscles du *visage,* du *cou* et de la *gorge.*
— amincit les *doubles mentons.*
— efface les *rides* et les *lignes* du visage.
— améliore la *circulation* et le *teint.*
— soulage les *maux de gorge* et améliore la *voix.*

II. *Technique:*

1. Mettez-vous à genoux et posez les paumes des mains sur les cuisses. [Figure 79].
2. Écartez les doigts et glissez-les en avant jusqu'à ce que vous touchiez le sol du bout des doigts.
3. Penchez-vous en avant en levant les fesses, les bras droits.
4. Ouvrez les yeux aussi grands que possible.
5. Tirez la langue aussi loin que possible et essayez de toucher le bout de votre menton. [Figure 80].
6. Gardez la pose 15 secondes.
7. Redressez-vous, rentrez la langue et détendez-vous complètement.
8. Répétez encore deux fois.

III. *Il faut — il ne faut pas:*

IL FAUT tirer la langue le plus loin possible.

IL NE FAUT PAS vous étonner si, au début, vous éprouvez une sensation d'étouffement.

IL FAUT faire l'exercice du Lion face au soleil, les yeux fermés.

IL FAUT vous habituer à goûter la merveilleuse sensation de détente que vous aurez en reprenant la position assise.

Tout le monde devrait pratiquer l'exercice du Lion: les femmes pour des raisons d'esthétique, les hommes pour se décontracter. Il embellit le teint et efface les traits tirés du visage. On peut la pratiquer n'importe où, ou même, par exemple, quand on est fâché avec quelqu'un. Cet exercice peut être alors une très bonne thérapeutique.

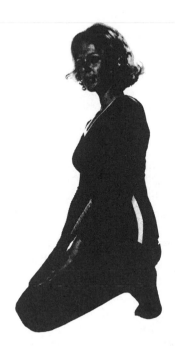

Figure 79.

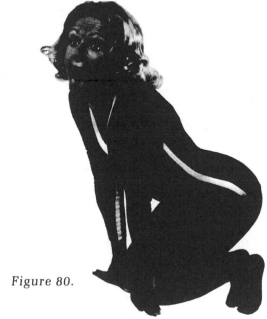

Figure 80.

MAINS AU MUR (LES)

I. Bienfaits:

Cette pose des Mains au mur:
— resserre et raffermit les muscles pectoraux du *buste*.
— développe le *buste*.
— fortifie les *bras* et les *poignets*.
— décontracte les *épaules*.

II. *Technique:*

1. Tenez-vous debout, face à un mur.
2. Mettez la paume des mains contre le mur, les doigts dirigés les uns vers les autres et se touchant à peine.
3. Éloignez-vous du mur de la longueur du bras. [Figure 81].
4. Tout en maintenant le corps parfaitement droit, pliez lentement les coudes.
5. Appuyez la paume plutôt que la main entière contre le mur et penchez-vous en avant lentement en opposant une résistance au mouvement. Rapprochez lentement le front du mur. Gardez vous bien de fléchir le corps à la taille ou de faire saillir les fesses: le corps doit rester absolument droit. [Figure 82].
6. Gardez la pose de 5 à 15 secondes et reprenez la position verticale tout aussi lentement en poussant avec les mains, mais en opposant une résistance au mouvement.
7. Détendez-vous.

III. *Il faut — il ne faut pas:*

IL FAUT que votre corps soit droit depuis les épaules jusqu'en bas; vous y parviendrez à condition que la distance qui vous sépare du mur soit la longueur de votre bras.

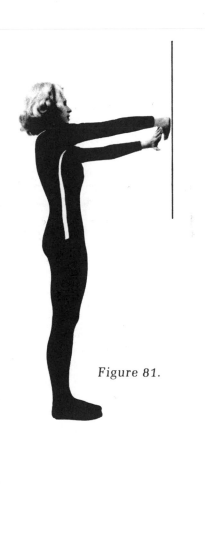

Figure 81.

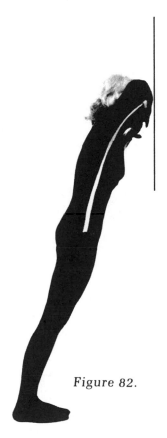

Figure 82.

MASSAGE DU CUIR CHEVELU

I. *Bienfaits:*

Le Massage du cuir chevelu:

— active la *circulation* dans le *cuir chevelu.*

— *décontracte.*

— rend la chevelure plus saine, plus brillante et permet donc d'empêcher la *chute des cheveux.*

II. *Technique:*

1. Asseyez-vous confortablement en tailleur.
2. Saisissez les cheveux à pleines mains.
3. Tout en appuyant les poings contre le crâne, tirez fortement les cheveux en avant, en arrière et de côté. Ces mouvements doivent être rapides. [Figure 83].
4. Lâchez les cheveux et placez le bout de vos dix doigts écartés; sur le cuir chevelu, comme pour un shampooing.
5. Appuyez les doigts fortement contre le crâne et, sans bouger les doigts séparément, tirez la peau dans les directions précitées.
6. Répétez plusieurs fois. [Figure 84].

III. *Il faut — il ne faut pas:*

IL FAUT bien saisir les cheveux à pleines mains, sinon vous vous ferez mal.

IL FAUT tenir les cheveux les plus près possible du crâne.

Le Massage du cuir chevelu vous donnera une très agréable sensation de picotement et aidera à desserrer l'étreinte de la tension neuro-musculaire autour du crâne.

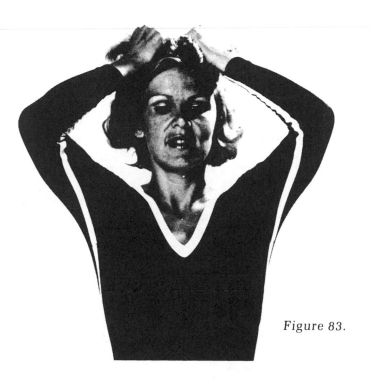

Figure 83.

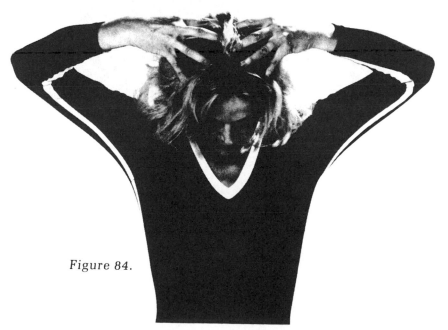

Figure 84.

MONTAGNE (LA)

I. *Bienfaits:*

La Montagne:
— stimule le *système nerveux.*
— facilite la *digestion* et soulage la *constipation.*
— tonifie et raffermit les *muscles abdominaux* et le *tronc.*
— fortifie la *colonne vertébrale.*
— accompagnée d'exercices respiratoires, développe les *poumons* et permet d'oxygéner la *circulation.*
— réduit la *tension musculaire et neuveuse.*

II. *Technique:*

1. Asseyez-vous en tailleur confortablement, le dos droit.
2. Joignez la paume des mains devant la poitrine, comme pour prier. [Figure 85].
3. Appuyant bien les paumes l'une contre l'autre, tendez les bras lentement au-dessus de la tête.
4. Tendez au maximum le bout des doigts vers le plafond. [Figure 86].
5. Gardez la pose de 5 à 30 secondes, respirant normalement.
6. Abaissez lentement les mains.
7. Détendez-vous.
8. Cette pose peut aussi se faire comme exercice respiratoire.

III. *Il faut — il ne faut pas:*

IL FAUT garder le dos bien droit afin de lui faire subir une élongation salutaire.
IL NE FAUT PAS retenir la respiration.

La Montagne est une pose très trompeuse. Ceux qui s'en jouèrent comme d'un exercice facile lors d'une démonstration, durent reconnaître après coup qu'elle exigeait beaucoup d'efforts. Fait correctement, c'est un exercice des plus stimulants.

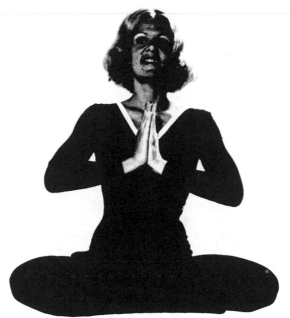

Figure 85.

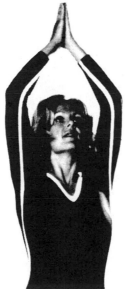

Figure 86.

PENDULE (LE)

I. *Bienfaits:*

Le pendule:
— soulage bursite.
— active la circulation dans la *tête* et le *haut du corps.*
— *décontracte* et procure une sensation d'*énergie.*
— améliore le *maintien.*
— tonifie les muscles des *épaules* et du *haut du dos.*

II. *Technique:*

1. Station debout, les pieds écartés confortablement, la main gauche sur la hanche. [Figure 87].
2. Penchez-vous en avant lentement depuis la taille et laissez le bras droit pendre dans le vide.
3. Balancez le bras droit à la manière d'un pendule de manière à décrire une ellipse très allongée. Il est très important de ne pas raidir le bras, mais de le laisser pendre mollement pendant ce mouvement. [Figure 88].
4. Redressez-vous lentement en ramenant le bras droit au-dessus de la tête. Tendez le bras en arrière aussi loin que possible. Gardez la pose. Détendez-vous. [Figure 89].
5. Répétez le mouvement avec l'autre bras.
6. Répétez avec les deux bras.
7. Faites l'exercice entier 2 ou 3 fois encore, décrivant l'ellipse dans l'autre sens.

III. *Il faut — il ne faut pas:*

IL FAUT garder les genoux bien droits.
IL NE FAUT PAS raidir le bras pendant le mouvement.

Le Pendule est un exercice qui peut paraître trop simple à ceux qui sont en bonne santé, mais il profite énormément, et avec un minimum d'efforts, à ceux qui souffrent de tension nerveuse ou de bursite.

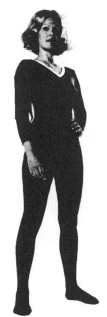

Figure 87.

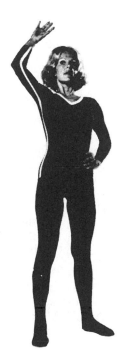

Figure 89.

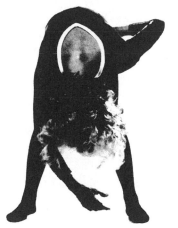

Figure 88.

POISSON (LE)

I. *Bienfaits:*

Le Poisson:
- aide à combattre l'*asthme* et d'autres *troubles respiratoires.*
- stimule la glande thyroïde dans son action contre l'*embonpoint.*
- assouplit et décontracte le *cou* et le *haut du dos.*
- développe la *poitrine* et la *ligne du buste.*
- facilite la *digestion.*
- soulage les douleurs dues aux *hémorroïdes.*
- active la *circulation* de la *tête.*

II. *Technique:*

1. Couchez-vous sur le dos, les jambes tendues, les bras le long du corps, les paumes tournées vers le sol. [Figure 90].
2. En poussant avec les coudes, soulevez la poitrine du sol et incurvez profondément le dos.
3. Simultanément, renversez la tête pour que le sommet du crâne, ou le point qui s'en rapproche le plus, repose sur le sol. [Figure 91].
4. Reportez la plus grande partie de votre poids sur les fesses.
5. Gardez la pose de 5 à 60 secondes ou jusqu'à ce que vous soyez inconfortable. Respirez normalement.
6. Quittez la position lentement et répétez encore deux fois.

III. *Il faut — il ne faut pas:*

IL FAUT faire porter le poids du corps sur les fesses et les coudes.

IL NE FAUT PAS plier les genoux du tout.

Le Poisson est spécialement recommandé à ceux qui souffrent de troubles respiratoires, parce que le redressement de la trachée facilite énormément la respiration. C'est un exercice qui est très efficace pour décontracter la région du cou et très utile après la Station sur les épaules ou la Charrue.

Figure 90.

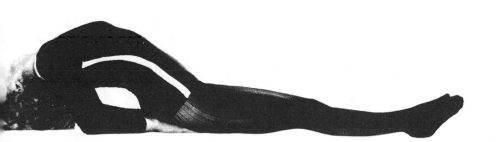

Figure 91.

POMPE (LA)

I. *Bienfaits:*

La Pompe:
— active la *circulation* dans tout l'organisme.
— raffermit et fortifie l'*abdomen*.
— développe les *muscles dorsaux*.
— resserre et raffermit les *fesses*.
— amincit la *taille*.
— tonifie et masse les *organes abdominaux*.
— soulage la *flatulence* (gaz gastro-intestinaux) et facilite la digestion.

II. *Technique:*

1. Couchez-vous sur le dos, les bras collés à vos côtés, les paumes à plat sur le sol.
2. Gardant les jambes tendues, pressez les paumes contre le sol.
3. Levez *lentement* les jambes, les genoux droits. [Figure 92]. Comptez bien 15 secondes pour les amener dans une position perpendiculaire au plancher.
4. Gardez la pose, les jambes levées. [Figure 93].
5. Baissez-les tout aussi lentement et en ralentissant le mouvement à mesure que vos jambes s'approchent du sol. [Figure 94].
6. Répétez encore deux fois ou même plus souvent si vous voulez chercher vraiment à aplatir le ventre.
7. *Variation:*
   a) Couchez-vous comme indiqué ci-dessus. Levez lentement les jambes pour former un angle de 30° avec le sol. Gardez la pose 10 secondes. Maintenant faites un angle de 60° et gardez la pose 10 secondes. Amenez-les jusqu'à la verticale et baissez-les lentement.
   b) Tout de suite après un accouchement ou dans le cas de muscles abdominaux très lâches, faites d'abord l'exercice en levant une jambe à la fois.

III. *Il faut — il ne faut pas:*

IL FAUT faire des mouvements très lents pour que l'exercice vous profite au maximum. Plus vous serez près du sol, plus vos mouvements devront être lents.

IL NE FAUT PAS plier les genoux ou lever la tête au moment de terminer l'exercice.

IL NE FAUT PAS retenir la respiration.

Comme remède spécifique à des muscles abdominaux lâches, l'exercice de la Pompe s'impose. Il exige beaucoup d'efforts, mais procure bien des satisfactions.

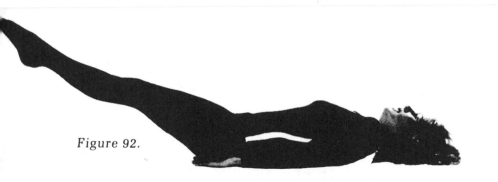

Figure 92.

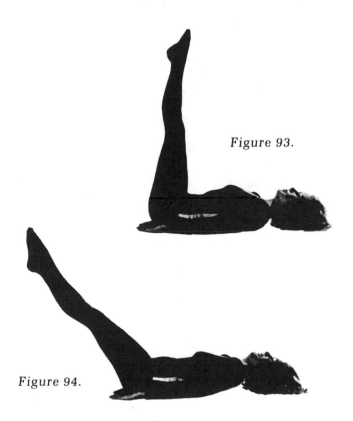

Figure 93.

Figure 94.

POSE PARFAITE (LA)

I. *Bienfaits:*

La Pose parfaite:
— est idéale pour les stations *assises* prolongées (méditation).
— décontracte *tout le corps.*
— étire et tonifie les *jambes* et le *bas du dos.*
— exerce une action bienfaisante sur la *vessie* et les *voies urinaires.*

II. *Technique:*

1. Asseyez-vous les deux jambes tendues et écartées.
2. Amenez la plante du pied droit contre la cuisse gauche, tout en maintenant le genou au sol. [Figure 95].
3. Pliez la jambe gauche et, saisissant les orteils des deux mains, soulevez doucement le pied gauche pour le poser sur le pied droit.
4. La position sera plus confortable si les chevilles sont côte à côte plutôt que l'une sur l'autre. Calez la pointe du pied gauche dans la fissure formée par la cuisse et le mollet de la jambe droite. [Figure 96].
5. Gardez le dos bien droit et essayez de maintenir les genoux le plus près possible du sol.
6. Restez dans cette position tranquillement jusqu'à ce que vous soyez inconfortable.
7. Faites l'exercice en commençant avec l'autre pied.

III. *Commentaires:*

Comme pour la plupart des exercices de Yoga, la Pose parfaite ne peut être le résultat d'un effort brutal. Certains, qui sont très souples des articulations, assument la pose du premier coup; d'autres devront s'exercer pendant un an ou plus. Comme il est facile de se fouler les muscles du genou, il ne faut pas chercher à brûler les étapes. Persévérez même si vos genoux font saillie dans différentes directions, parce que tout le monde finit par constater que cette position assise est des plus confortables et des plus salutaires. Tout en étant assis, vous fournissez un effort considérable.

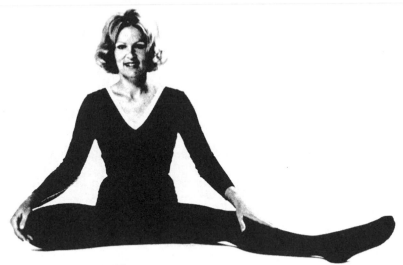

Figure 95.

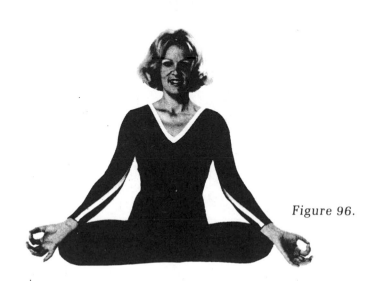

Figure 96.

POSITION ASSISE À LA JAPONAISE

I. *Bienfaits:*

La Position assise à la japonaise:
— décontracte les *chevilles*.
— étire le *haut des cuisses*.
— assouplit l'articulation du *genou*.
— combat les *varices* et la fatigue dans les *jambes*.
— *décontracte* tout le pied, surtout la *cambrure* du cou-de-pied.

II. *Technique:*

1. Mettez-vous à genou, droit, les pieds joints, les orteils dirigés vers l'arrière.
2. Asseyez-vous lentement sur les talons, en vous aidant des mains si nécessaire.
3. Détendez-vous, en faisant porter votre poids sur les talons et en gardant le dos bien droit. [Figure 97].
4. Mettez les mains sur les cuisses.
5. À mesure que vous progressez, dirigez la pointe des pieds l'une vers l'autre, écartez les talons et installez-vous confortablement dans ce «siège».

III. *Il faut — il ne faut pas:*

IL FAUT pratiquer cette pose aussi souvent que possible.
IL FAUT garder le dos bien droit.
    Le plancher peut servir d'appareil à exercice chaque fois que vous entrez en contact avec lui.
IL FAUT vous en servir plutôt que de votre mobilier «confortable» qui favorise les poses amollissantes.
    Quand votre raideur initiale aura disparu, ce qui ne prendra pas beaucoup de temps, cette pose aura un effet très salutaire sur les muscles et les nerfs.

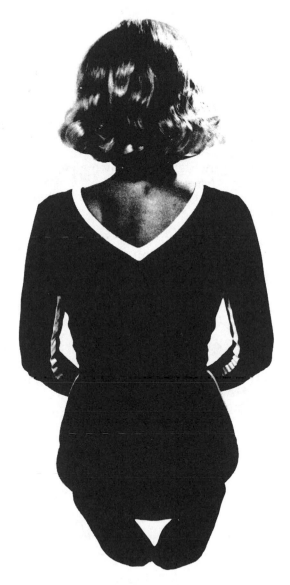

Figure 97.

POUTRE (LA)

I. *Bienfaits:*

La poutre:
— aplatit la région *abdominale.*
— tonifie et raffermit l'*intérieur des cuisses.*
— assouplit les *dos* raides.
— étire toute la région du *bassin.*
— stimule les organes *abdominaux.*
— fait travailler les *chevilles.*

II. *Technique:*

1. Mettez-vous à genoux, droit, les pieds joints.
2. Tendez la jambe droite vers la droite, en gardant le genou droit et les orteils dans le prolongement de la jambe.
3. Levez les deux bras. [Figure 98].
4. Placez le bras droit sur la jambe droite, la paume en l'air.
5. Fléchissez le corps vers la droite, en posant l'oreille droite sur le bras. [Figure 99].
6. Ramenez le bras gauche par-dessus la tête, jusqu'à ce qu'il soit au-dessus du bras droit et que les paumes se touchent.
7. Regardez toujours devant vous à travers l'ouverture que forment vos bras. [Figure 100].
8. Gardez la pose aussi longtemps qu'elle sera confortable (5 à 30 secondes); respirez normalement pendant tout l'exercice.

III. *Il faut — il ne faut pas:*

IL NE FAUT PAS vous décourager si, au début, vous êtes loin de la perfection. Un des aspects étonnants du Yoga est la rapidité avec laquelle on peut progresser.

IL NE FAUT PAS plier le corps en avant à la taille, mais l'étirer par une flexion latérale.

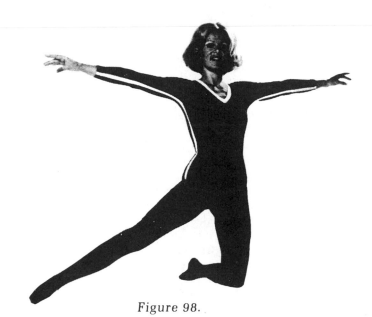

Figure 98.

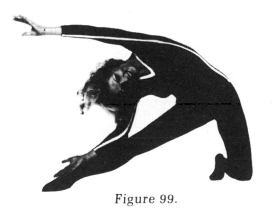

Figure 99.

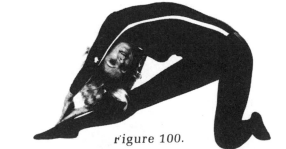

Figure 100.

QUART DE CERCLE (LE)

I. *Bienfaits:*

— combat l'*embonpoint*.

— masse et stimule le *foie*, la *rate*, le *pancréas*.

— facilite la *digestion* et soulage la *gastrite*.

— tonifie et raffermit les *organes abdominaux*.

— soulage les foulures du *bas du dos* et des *hanches*.

II. *Technique:*

1. Couchez-vous sur le dos, les bras en croix.
2. Levez lentement la jambe droite jusqu'à ce qu'elle soit verticale. Le genou doit rester droit. [Figure 101].
3. Déplacez la jambe vers la gauche et essayez de toucher le sol.
4. Il faut que les *deux* épaules restent collées au sol, même si vous n'y parvenez qu'en vous agrippant au pied d'une chaise avec la main droite.
5. Quand votre jambe aura atteint son point limite, tournez la tête vers la droite. [Figure 102].
6. Gardez la pose de 5 à 20 secondes.
7. Relevez lentement la jambe, puis baissez-la.
8. Répétez avec l'autre jambe.
9. Répétez ensuite avec les deux jambes ensemble. [Figure 103].

10. *Variations:*

— fléchissez les deux genoux et baissez les deux jambes d'un côté.

III. *Il faut — il ne faut pas:*

IL NE FAUT PAS rouler du côté où vous baissez la jambe. Les épaules doivent rester collées au sol afin d'étirer en douceur la colonne vertébrale.

IL FAUT tourner la tête du côté opposé à celui de la jambe.

Le Quart de cercle est un exercice sans danger qui peut être pratiqué par les personnes âgées. Il permet d'étirer au maximum la colonne vertébrale avec un minimum d'efforts.

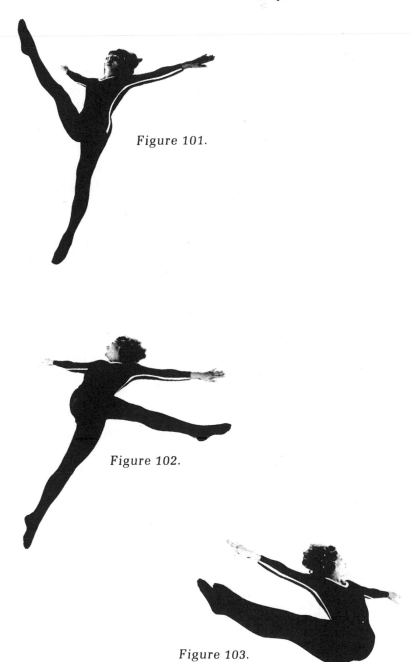

Figure 101.

Figure 102.

Figure 103.

ROTATION DU COU

I. *Bienfaits:*

La Rotation du cou:
— réduit la tension musculaire profonde dans la région du *cou.*
— soulage les *torticolis* et souvent les *maux de tête.*
— favorise la décontraction du corps entier; excellent contre l'*insomnie.*
— amincit les *doubles mentons.*

II. *Technique:*

1. Asseyez-vous confortablement en tailleur ou sur une chaise, les épaules rejetées en arrière.
2. Laissez tomber la tête jusqu'à ce qu'elle pende comme celle d'une poupée d'étoffe. Gardez la pose.
3. Relevez la tête et, tout en maintenant les épaules droites, laissez-la tomber en arrière. Vous y arriverez d'autant plus que vous serez décontracté. [Figure 104].
4. Fermez la bouche et serrez les dents. Gardez la pose.
5. Laissez la tête pencher d'un côté. Levez les yeux. Gardez la pose. Répétez de l'autre côté. [Figure 105].
6. Imaginez que vous êtes une poupée d'étoffe: laissez tomber la tête et faites-la rouler doucement, mais fermement, à droite, en arrière, à gauche, puis de nouveau en en avant. Il ne faut pas diriger le mouvement consciemment, mais laisser rouler mollement la tête pour décrire un cercle *complet.*
7. Répétez de l'autre côté. Refaites le cercle complet plusieurs fois.

III. *Commentaires:*

Pour vous détendre rapidement ou vous donner un coup de fouet, la Rotation du cou est un exercice sans égal. En le faisant les yeux fermés, vous éprouverez une merveilleuse sensation de décontraction. Il faut faire l'exercice lentement et soigneusement; effectuez la rotation doucement aux endroits qui sont forcément douloureux. Au début, vous entendrez un crissement qui disparaîtra peu à peu, à mesure que les vertèbres du cou s'assouplissent. Un des premiers signes de la vieillesse est une sorte de «fusion» du cou et de la colonne vertébrale.

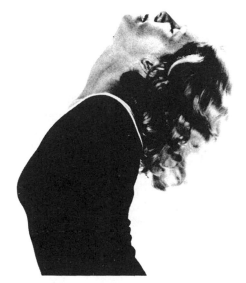

Figure 104.

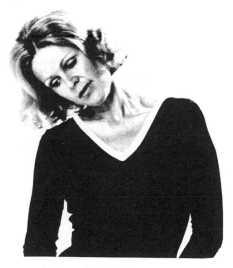

Figure 105.

SPIRALE (LA)

I. *Bienfaits:*

La Spirale:
— raffermit et amincit la *taille.*
— assouplit l'articulation de la *hanche.*
— masse les *organes abdominaux* et facilite la digestion.
— assouplit la *colonne vertébrale* et exerce une action très salutaire sur le *système nerveux.*
— réaligne les *vertèbres* et décontracte.
— tonifie les *muscles* et raffermit la *ligne du corps.*

II. *Technique:*

1. Asseyez-vous par terre, les jambes tendues.
2. Écartez les jambes et amenez le *pied droit* contre la *cuisse gauche.* Appuyez le côté du genou contre le sol. [Figure 106].
3. Pliez le genou gauche et, laissant ce genou en l'air, amenez le *pied gauche* par-dessus le *genou droit.* [Figure 107].
4. Posez le *pied gauche* bien à plat sur le sol, en le tirant le plus près possible de vous.
5. En vous aidant des deux mains, faites porter le poids du corps en avant sur le bassin. Cela vous empêchera de basculer.
6. Plaçant la *main gauche* derrière vous comme support, levez la *main droite* et amenez-la entre la poitrine et le genou gauche. [Figure 108].
7. Tournez le buste pour que votre *épaule droite* repose contre le *genou gauche.*
8. Fermez le poing *droit* et faites passer le *bras droit* absolument raide par-dessus le *genou droit* qui repose sur le sol.
9. Essayez de saisir les orteils du pied gauche. Si vous débutez, ce sera pratiquement impossible et il est parfaitement légitime de saisir le genou droit. [Figure 109].
10. Appuyant le *bras droit* comme un levier contre la *jambe gauche* tournez-vous vers la gauche.
11. Pliez le bras gauche et amenez le dos de la main contre le bas du dos.
12. Tournez la tête vers la gauche et les yeux également le plus possible vers la gauche. [Figure 110].
13. Gardez la pose de 10 à 30 secondes.
14. Détendez-vous lentement.
15. Répétez de l'autre côté.

III. *Il faut — il ne faut pas:*

IL FAUT bien porter le poids du corps sur le bassin.
IL NE FAUT PAS plier le bras en le faisant passer au-dessous du genou.

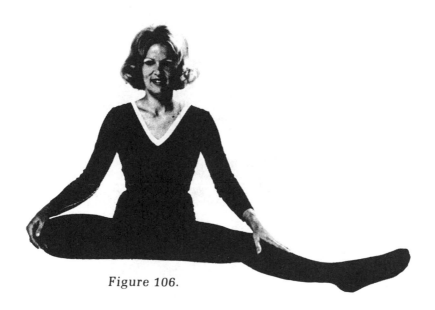

Figure 106.

IL FAUT faire tourner l'épaule ou le haut du bras en prenant le
    genou comme point d'appui; cela vous permettra de
    pousser le bras plus loin.

De prime abord, La Spirale semble être une pose
impossible à adopter. L'illustration adjacente vaudra plus que
tous les conseils prodigués. Quand vous en aurez acquis la
technique, la Spirale sera un exercice des plus profitables car
elle fait travailler presque tous les muscles du corps. La torsion
en spirale que vous faites subir à la colonne vertébrale est aussi
très salutaire.

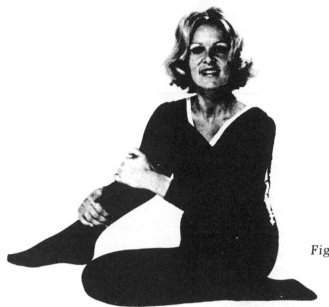

Figure 107.

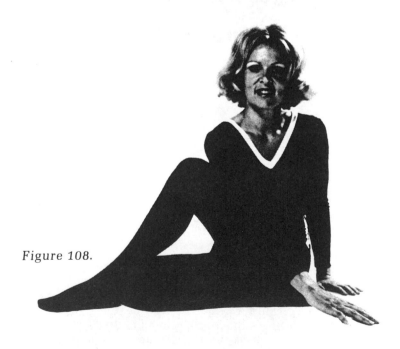

Figure 108.

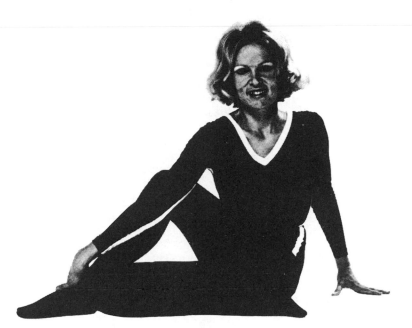

Figure 109.

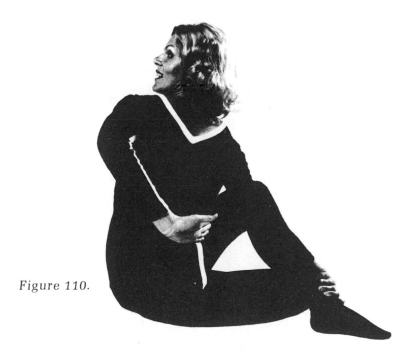

Figure 110.

STATION SUR LA TÊTE: MOUVEMENT PRÉPARATOIRE

I. *Bienfaits:* Grâce au renversement de la position debout normale, la Station sur la tête vous procure les bienfaits suivants:

— elle active la *circulation* dans les zones qui sont normalement mal irriguées: a) le cerveau, b) le coeur, c) le bassin, d) la moëlle épinière.

— elle stimule le *système nerveux* par suite d'un meilleur équilibre et d'une circulation accrue.

— les *organes abdominaux*, qui ont toujours tendance à s'affaisser, retrouvent leur position originale.

— elle raffermit et renforce les muscles de l'*estomac*.

— elle permet l'écoulement des fluides du *sinus*.

— les *glandes endocrines*, les *muqueuses pituitaires* et l'*épiphyse*, retrouvent leur activité normale.

— on éprouve une sensation générale d'*énergie* et de *vivacité*.

— elle développe les *poumons*.

— elle facilite la *digestion* et l'*évacuation*.

— elle guérit ou soulage des troubles suivants:
  a) insomnie
  b) rhumes et maux de gorge
  c) palpitations
  d) mauvaise haleine
  e) maux de tête
  f) asthme
  g) varices
  h) débilité sexuelle.

II. *Technique:*

1. Choisissez bien un point d'appui adéquat pour votre tête: un tapis doublé ou une couverture pliée en quatre.

2. Mettez-vous à genoux sur le tapis ou devant la couverture, les orteils repliés.

3. Entrelacez bien les mains et placez-les par terre, les coudes écartés exactement de la largeur de vos épaules. [Figure 111].

4. Placez le sommet du crâne par terre, sans faire attention à vos mains pour le moment.

5. Amenez vos mains jointes contre le derrière de la tête *sans les lever du sol*. Les petits doigts doivent se trouver sous la courbe de la tête. [Figure 112].

6. Soulevez le postérieur et, tout en maintenant les genoux absolument droits, avancez à tout petits pas vers la tête. Le but de ce mouvement est de s'assurer que le dos soit droit. [Figure 113] et [Figure 114].

7. Quand vous aurez atteint votre point limite, gardez la pose aussi longtemps qu'elle sera confortable, puis redescendez lentement.
8. Détendez-vous un moment la tête en bas.
9. Répétez encore deux fois ou aussi souvent que vous le désirez, jusqu'à ce que vous puissiez garder suffisamment l'équilibre. (Figures 114, 115, 116 — Poses avancées).

III. Il faut — il ne faut pas:

IL FAUT joindre les mains en serrant bien les doigts pour décharger les bras d'une partie de votre poids et empêcher les mains de glisser; enlevez vos bagues.

IL NE FAUT PAS que les coudes s'écartent du corps ou soient trop près de la tête. Pour former un trépied parfait, la distance qui les sépare doit être votre largeur d'épaules.

IL FAUT poser le sommet du crâne par terre. Contrairement à ce que vous avez appris pendant les cours de gymnastique, ce n'est ni la nuque ni le derrière de la tête qui vous soutiendront le plus longtemps et le plus confortablement. Vous parviendrez peu à peu à rester sur la tête de 5 à 30 minutes.

IL NE FAUT PAS pousser la tête contre les mains, mais plutôt ramener celles-ci contre la tête. Ajustez votre position de façon à vous assurer une pose confortable.

IL FAUT garder les genoux bien droits pour que le dos soit bien droit également.

IL NE FAUT PAS, j'insiste, IL NE FAUT PAS pousser les orteils pour amorcer le mouvement qui aboutira à la station verticale. Si les orteils ne décollent pas d'eux-mêmes du sol, c'est qu'il est encore trop tôt pour lever les jambes. Même quand le moment sera venu, exercez-vous quelque temps à serrer les genoux contre la poitrine. La partie la plus délicate de l'exercice consiste à lever les jambes; vous y parviendrez en développant les muscles abdominaux. La Station sur la tête est un exploit qui demande plus de force que d'adresse.

IL FAUT pratiquer les poses du Cobra et de l'Arc pour renforcer et assouplir le cou. Cela est surtout recommandé aux personnes voûtées.

IL FAUT aussi faire la Pompe, la Flexion du tronc (allongé) et l'Élévation abdominale pour développer les muscles de l'abdomen, dans le cas où vous auriez tendance à perdre l'équilibre dès que vous essayez de lever les jambes.

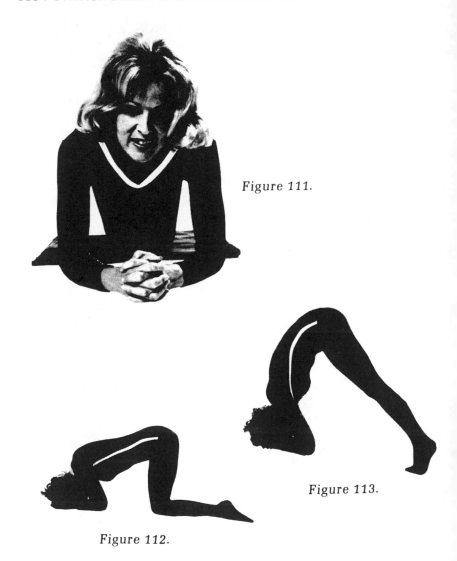

Figure 111.

Figure 113.

Figure 112.

IL FAUT prendre tout votre temps et faire preuve de patience. La Station sur la tête est un des exercices les plus difficiles du Yoga et exige du temps, de la force, de la souplesse et un bon équilibre. Une fois ces conditions remplies, le «Mouvement préparatoire» vous permettra d'aborder la Station sur la tête; en lui-même, il constitue déjà un excellent exercice.

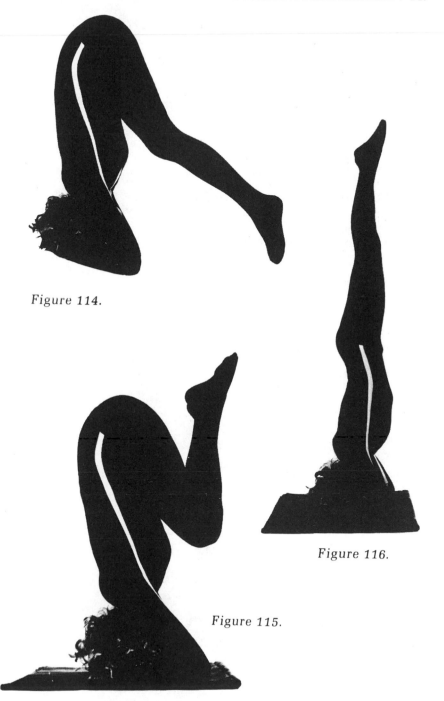

Figure 114.

Figure 116.

Figure 115.

TENSION ALTERNÉE DES JAMBES

1. *Bienfaits:*

La tension alternée des jambes:
— fortifie et raffermit l'*abdomen* et les *jambes*.
— réduit la *tension* dans les *jambes*, les *fesses* et le *dos*.
— opère le massage et stimule l'activité de la plupart des *organes abdominaux*.
— restaure la souplesse et la force de la *colonne vertébrale*.

II. *Technique:*

1. Asseyez-vous par terre, les jambes tendues, le dos droit.
2. Pliez la jambe gauche et tout en gardant le côté du genou collé au sol, ramenez votre pied gauche contre votre cuisse droite, près du corps. [Figure 117].
3. Tendez les bras et faites-les glisser LENTEMENT le long de la jambe aussi loin que possible, en vous penchant en avant et en fléchissant la colonne vertébrale. [Figure 118].
4. Saisissez votre jambe, à la hauteur du genou, du mollet ou de la cheville selon votre degré de souplesse.
5. Pliez les coudes et ramenez-les au sol de façon à porter votre corps vers l'avant et vers le bas. Évitez de vous forcer, faites les mouvements lentement, sans à-coups.
6. Allez aussi loin que vous pouvez sans forcer et maintenez la la position de 5 à 30 secondes. Respirez normalement. [Figure 119].
7. Redressez-vous lentement et répétez le mouvement de l'autre côté.
8. Faites le mouvement trois fois de chaque côté.

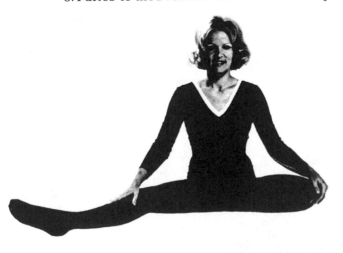

Figure 117.

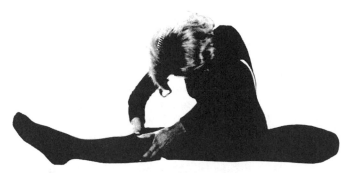

Figure 118.

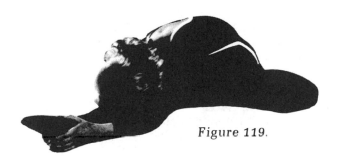

Figure 119.

III. *Il faut — il ne faut pas:*

Avec de la persévérance, vous serez surpris de la rapidité avec laquelle vous pourrez ramener votre tête jusqu'au genou. La raideur de la colonne vertébrale et la tension des muscles du jarret sont un des premiers symptômes de la vieillesse. Cet asana assouplira ces deux zones même chez les moins souples.

IL NE FAUT PAS plier les genoux, ni faire des mouvements brusques. C'est l'immobilité des positions du Yoga qui donne les meilleurs résultats et empêche tout effort excessif.

TENSION DES BRAS ET DES JAMBES

I. *Bienfaits:*

La Tension des bras et des jambes:
— étire et raffermit tout le *devant du corps.*
— améliore le *maintien* et la *prestance* en vous donnant un meilleur équilibre.
— réduit la *tension* dans le *dos* et les *cuisses.*
— opère un massage très agréable des *vertèbres* lorsqu'on se *penche en arrière.*
— dilate la *poitrine.*

II. *Technique:*

1. Station debout, les talons joints, les orteils légèrement écartés.
2. Levez lentement le bras pour qu'il fasse un angle avec le corps en maintenant la main au-dessus de la tête. Les coudes restent droits.
3. Pliez la jambe gauche à la hauteur du genou, ramenez-la vers les fesses et déplacez le poids de votre corps sur le pied droit.
4. Prenez votre pied gauche dans la main gauche. [Figure 120].
5. Penchez-vous en arrière en pliant le corps à la taille tout en tirant sur le pied et en ramenant le bras droit aussi loin que possible en arrière. Laissez la tête retomber en arrière aussi. [Figure 121].
6. Maintenez cette position pendant 5 secondes au début, augmentez-en la durée de 5 secondes par semaine.
7. Répétez le mouvement de l'autre côté et faites cet asana trois fois de chaque côté.

III. *Il faut — il ne faut pas:*

IL FAUT commencer par des exercices d'équilibre simples, tels que celui de l'Arbre, au cas où vous auriez du mal à conserver votre équilibre.

IL FAUT vous concentrer avec acharnement. Cela vous permettra de mieux conserver votre équilibre.

IL FAUT faire des mouvements lents au début et à la fin de la Tension des Bras et des Jambes, comme pour tous les exercices de Yoga.

IL NE FAUT PAS fermer les yeux.

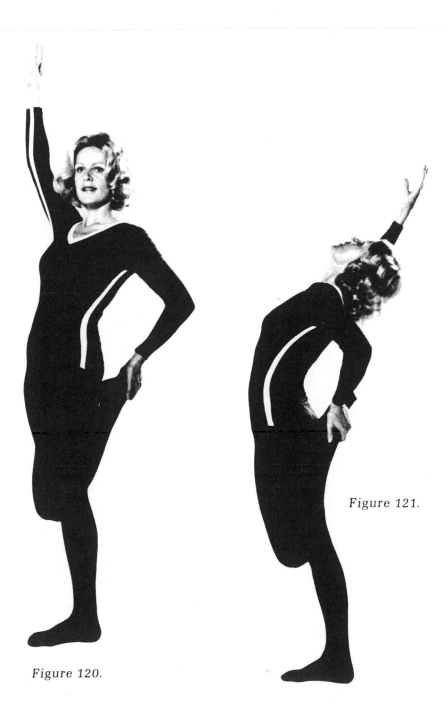

Figure 121.

Figure 120.

TENSION DES GENOUX ET DES CUISSES

I. *Bienfaits:*

La Tension des genoux et des cuisses:
— est très efficace contre les troubles des *voies urinaires* et de la *vessie.*
— stimule la *prostate.*
— stimule les *reins.*
— raffermit et amincit l'*intérieur des cuisses.*
— redonne de la vigueur aux *jambes fatiguées.*
— est un bon exercice préparatoire à l'*accouchement.*
— stimule le fonctionnement des *ovaires* et aide à régulariser la *menstruation.*
— soulage des douleurs de la *sciatique.*

II. *Technique:*

1. Asseyez-vous par terre, les jambes tendues, le dos droit.
2. Pliez les genoux de côté et joignez les plantes des pieds. [Figure 122].
3. Des mains jointes saisissez vos orteils et tirez sur les pieds pour les amener aussi près du corps que vous le pouvez, touchant si possible le périnée. [Figure 123].
4. En faisant un grand effort, écartez les cuisses et essayez de baisser les genoux jusqu'au sol en tirant les orteils en l'air.
5. Gardez la pose aussi longtemps que possible (de 5 à 30 secondes). Le secret ici consiste à respirer normalement pendant que vous maintenez la position. [Figure 124].
6. Décontractez-vous en tendant les jambes et en les secouant si vous le désirez.
7. Répétez deux fois; ou quatre fois si vous avez un problème particulier à combattre ou si vous voulez raffermir l'intérieur des cuisses.

III. *Il faut — il ne faut pas:*

IL FAUT serrer fortement les orteils avec les mains jointes pour bloquer la position et vous empêcher de glisser.

IL NE FAUT PAS pousser les genoux avec les mains. Par la volonté seule, vous obtiendrez de meilleurs résultats.

IL NE FAUT PAS vous décourager si au début vos genoux se dressent comme des pics rocheux. Patience et persévérance vous permettront un jour de les ramener complètement contre le sol.

IL FAUT essayer de vous décontracter, même sans lâcher prise.

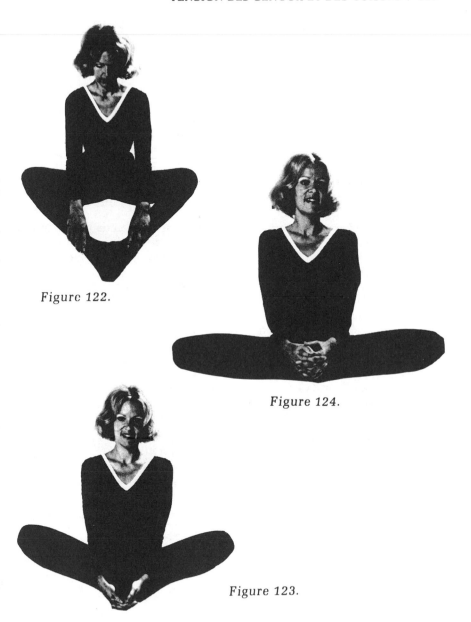

Figure 122.

Figure 124.

Figure 123.

La Tension des genoux et des cuisses exige beaucoup d'efforts, mais c'est un exercice très important. C'est la pose traditionnelle des cordonniers de l'Inde qui — les autorités médicales l'ont confirmé — ne souffrent pratiquement pas de troubles des voies urinaires ou de la vessie.

TORSION SUR LA POINTE DES PIEDS

I. *Bienfaits:*

La Torsion sur la pointe des pieds:
— amincit la *taille.*
— améliore l'*équilibre* et donc le *maintien.*
— affine le *galbe* des jambes.
— assouplit et *masse la colonne vertébrale* par le mouvement de torsion.
— fortifie les *pieds* et les *chevilles.*

II. *Technique:*

1. Station debout, les pieds joints, la pointe des pieds légèrement écartés.
2. Dressez-vous lentement sur la pointe des pieds en levant en même temps les mains devant vous, les bras tendus, les pouces accrochés l'un à l'autre, les paumes dirigées vers le sol. [Figure 125].
3. Fixez bien les yeux sur le dos des mains pour assurer un meilleur équilibre.
4. Déplacez lentement les mains sur le côté, en tournant le tronc depuis la taille et en maintenant la pointe des pieds bien droite.
5. Restez dans cette position de 10 à 20 secondes. Reprenez votre position les bras devant vous.
6. Répétez de l'autre côté. Répétez encore deux fois des deux côtés.

III. *Il faut — il ne faut pas:*

IL NE FAUT PAS vous laisser distraire si vous perdez l'équilibre. Recommencez simplement l'exercice.

IL FAUT maintenir la pointe des pieds absolument immobile lors du mouvement de torsion.

IL FAUT que le corps soit bien droit, la poitrine bombée.

La Torsion sur la pointe des pieds profite à presque toutes les parties du corps, mais le résultat le plus important sera d'améliorer votre maintien. Par l'obtention d'un meilleur équilibre, vos mouvements seront plus assurés et donc plus gracieux. Vos vêtements vous iront mieux et vous en ferez ressortir les qualités.

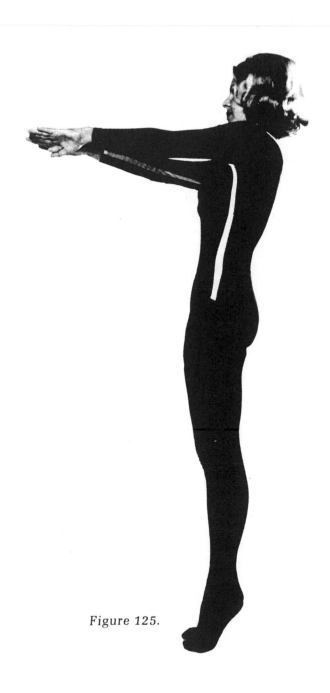

Figure 125.

TRIANGLE (LE)

I. *Bienfaits:*

Le Triangle:
— soulage les courbatures du *dos*.
— développe la *poitrine*.
— atténue les troubles de la *menstruation*.
— tonifie les muscles des *hanches*, des *cuisses* et des *jambes*.
— masse et stimule les *organes abdominaux*.
— amincit la taille (cf. variation).

II. *Technique:*

1. Station debout, les pieds écartés de 90 cm.
2. Mettez les bras en croix, parallèles au sol. [Figure 126].
3. Tournez le pied droit de 90° et le gauche légèrement vers la droite.
4. Fléchissez le corps vers la droite, poussant la main le plus près possible de l'extérieur du pied.
5. Levez le bras gauche pour l'amener dans le prolongement du droit. Regardez la main gauche. [Figure 127].
6. Gardez la pose de 10 à 30 secondes.
7. Redressez-vous lentement.
8. Répétez de l'autre côté.
9. Répétez encore deux fois de chaque côté.

Variation:

1. Faites les stades 1 à 3 ci-dessus.
2. Les bras tendus, tournez le buste vers la droite et amenez la main gauche le plus près possible de l'extérieur du pied droit.
3. Amenez le bras droit dans le prolongement du gauche. Regardez la main droite. [Figure 128].
4. Faites les étapes 6, 7, 8 et 9 ci-dessus.

III. *Il faut — il ne faut pas:*

IL FAUT garder les genoux absolument droits pendant tout l'exercice. Il est moins important de parvenir à toucher le pied que de faire l'exercice correctement.

IL FAUT bien étirer les épaules pendant que vous gardez la pose.

Les poses du Triangle rappellent beaucoup les mouvements de gymnastique, mais avec cette très grande différence qu'elles parviennent à dissiper les tension neuro-musculaires. Essayez l'une et l'autre méthode et comparez.

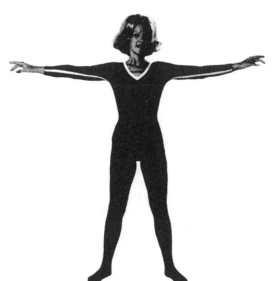

Figure 126.

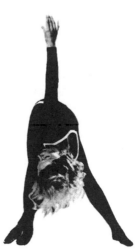

Figure 128.

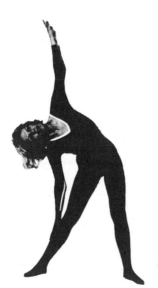

Figure 127.

EXERCICES RESPIRATOIRES
RESPIRATION ALTERNÉE

I. *Bienfaits:*

La Respiration alternée:
— procure une merveilleuse détente au *système nerveux.*
— combat l'*insomnie.*
— *décontracte* et *rafraîchit* le corps.
— purifie le *système sanguin* et aère les *poumons.*
— soulage les *maux de tête.*
— facilite la *digestion* et stimule l'*appétit.*
— aide à combattre l'*anxiété* et les états *dépressifs.*

II. *Technique:*

1. Asseyez-vous en tailleur confortablement, le dos droit.
2. Levez la main *droite* et placez l'annulaire contre la narine gauche de manière à la boucher. [Figure 129].
3. Inspirez profondément et lentement par la narine *droite* en comptant jusqu'à quatre.
4. Bouchez la narine droite avec le pouce et retenez votre respiration pendant 4 secondes. [Figure 130].
5. Ouvrez la narine *gauche* et expirez pendant 4 à 8 secondes. Le plus longtemps sera le mieux. Efforcez-vous de vider complètement les poumons.
6. Inspirez par cette même narine pendant 4 secondes.
7. Bouchez la narine avec l'annulaire et retenez votre respiration d'une à 4 secondes.
8. Expirez par la narine *droite* pendant 4 à 8 secondes. Ces huit étapes constituent une première série.
9. Répétez ces séries encore cinq fois en alternant les narines, ou pendant 10 minutes si vous souffrez d'insomnie.
10. Pratiquez l'exercice au rythme de 4/4/8 si possible. Peu à peu, passez à 8/4/8, puis à 8/8/8 après quelques mois.

III. *Il faut — il ne faut pas:*

IL NE FAUT PAS augmenter la durée de la retention ou le nombre d'inspirations avant de pouvoir le faire confortablement.

IL FAUT que la respiration soit rythmée, régulière et lente. Plus tard, vous vous exercerez à la rendre inaudible. Pratiquez la Respiration par alternance des narines quand vous aurez besoin de vous calmer, quand vous serez nerveux, soucieux, irritable.

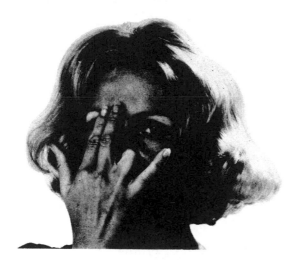

Figure 129.

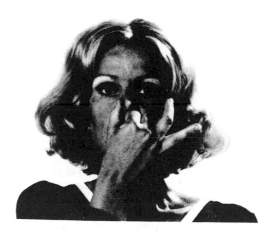

Figure 130.

Je ne saurais trop souligner l'importance de cet exercice. Il montre à quel point le corps et l'esprit s'interpénètrent, l'un subissant l'influence de l'autre dans une mesure bien plus grande que la médecine ne l'a reconnu pendant de longues années. La Respiration par alternance des narines agit comme un véritable baume; à cet égard, c'est un exercice sans égal.

RESPIRATION COMPLÈTE

I. *Bienfaits:*

La Respiration complète:
— redonne de l'*énergie.*
— purifie le *système sanguin* et l'enrichit.
— développe le *thorax* et le *diaphragme.*
— fortifie les *poumons,* la *poitrine* et l'*abdomen.*
— accroît la résistance aux *rhumes.*
— calme le *système nerveux.*
— facilite la *digestion.*
— élimine le *flegme.*
— aide à combattre la *dépression.*

II. *Technique:*

1. Asseyez-vous confortablement en tailleur ou sur une chaise.
2. Redressez bien le dos, ce qui redressera le thorax et facilitera la respiration.
3. Inspirez lentement par le nez, profondément et consciemment.
4. Prenez jusqu'à 5 secondes pour remplir le bas des poumons en dilatant la cage thoracique et en faisant saillir l'abdomen. [Figure 131].
5. Efforcez-vous maintenant de remplir la partie supérieure des poumons pendant les 5 secondes suivantes. Ceci dilatera le thorax et raffermira légèrement l'abdomen.
6. Retenez votre respiration pendant 1 à 5 secondes.
7. Expirez lentement jusqu'à ce que les poumons soient vides. [Figure 132].
8. Répétez encore 4 ou 5 fois.

III. *Il faut — il ne faut pas:*

IL FAUT que le mouvement de va-et-vient de l'abdomen soit rythmé pour permettre une respiration régulière.

IL FAUT essayer de rendre votre respiration inaudible une fois que vous aurez acquis la technique de respiration profonde.

IL NE FAUT PAS que la pose soit molle; redressez bien le thorax.

IL FAUT vous concentrer uniquement sur la respiration, les yeux fermés si vous le désirez. Cela facilitera l'exercice et vous préparera à la méditation.

IL FAUT faire saillir l'abdomen au moment de l'inspiration et le rentrer au moment de l'expiration.
À la fin de l'expiration, faites un dernier effort pour chasser ce qui reste d'air désoxygéné dans les poumons.

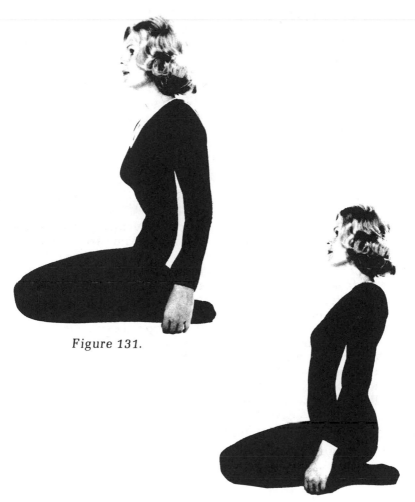

Figure 131.

Figure 132.

L'oxygène est notre aliment le plus important et la respiration superficielle qui nous caractérise presque tous peut être comparée à l'ingestion trop rapide de la nourriture: l'une et l'autre sont la cause de troubles multiples. Si vous pratiquez régulièrement la respiration profonde, vous pourrez recharger vos batteries et vous débarrasser de cette fatigue chronique qui est la plaie de toutes les femmes au foyer; en éliminant les troubles de la respiration, vous vous sentirez mieux psychologiquement, votre digestion et votre santé générale s'en trouveront améliorées.

RESPIRATION PURIFIANTE

I. *Bienfaits:*

La Respiration purifiante:
— dégage les poumons, les sinus et les voies nasales.
— soulage les rhumes.
— tonifie le système nerveux.
— fortifie les poumons, le thorax et l'abdomen.
— purifie le système sanguin et rafraîchit la tête.
— facilite la digestion.
— stimule le foie, la rate et le pancréas.

II. *Technique:*

1. Asseyez-vous confortablement en tailleur ou sur une chaise, le dos droit.
2. Inspirez profondément, bombant le ventre et en inspirant autant d'air que possible en l'espace d'une seconde. [Figure 133].
3. Rentrez brusquement l'abdomen pour chasser l'air par les narines. La sensation devrait être celle d'un coup de poing dans l'estomac. [Figure 134].
4. Inspirez de nouveau en faisant saillir le ventre et en laissant l'air s'engouffrer dans le vide créé par l'expiration.
5. Le processus entier, inspiration et expiration, ne devrait pas durer plus d'une seconde et demie. Les deux mouvements doivent être faits très énergiquement et seront parfaitement audibles.
6. Répétez dix fois, faites l'exercice de la Respiration complète puis répétez encore dix fois.

III. *Il faut — il ne faut pas:*

IL FAUT faire saillir l'abdomen aussi loin que possible pendant l'inspiration.

IL NE FAUT PAS expirer consciemment, mais laisser l'abdomen effectuer le mouvement pour vous.

La Respiration purifiante tient le milieu entre le soufflet qui est plus difficile et la Respiration purifiante dynamique. L'exercice donnera un bon coup de balai à votre esprit; il est recommandé avant tout travail qui exige énergie et un esprit alerte.

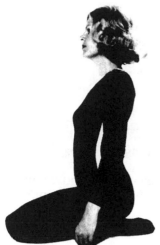

Figure 133.

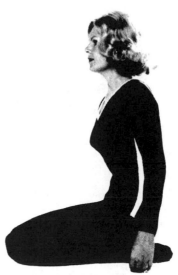

Figure 134.

RESPIRATION RAFRAÎCHISSANTE

I. *Bienfaits:*

La respiration rafraîchissante:
— rafraîchit le corps; est particulièrement recommandée contre la *fièvre.*
— purifie le *système sanguin.*
— prévient les *troubles respiratoires.*
— facilite la *digestion.*
— réduit l'*appétit.*

II. *Technique:*

1. Asseyez-vous en tailleur confortablement, le dos droit.
2. Incurvez la langue en forme d'auge et tirez-la légèrement [Figure 135].
3. Inspirez l'air à travers cette auge en émettant un sifflement.
4. Retenez votre respiration pendant une à 5 secondes.
5. Expirez par les narines.
6. Répétez encore 5 fois.

III. *Il faut — il ne faut pas:*

IL FAUT encourager votre enfant à pratiquer cette respiration avant qu'il ne soit malade, afin que l'exercice lui soit familier lorsqu'il aura la fièvre.

IL NE FAUT PAS inspirer trop fortement mais lentement et régulièrement en bombant la poitrine et l'abdomen.

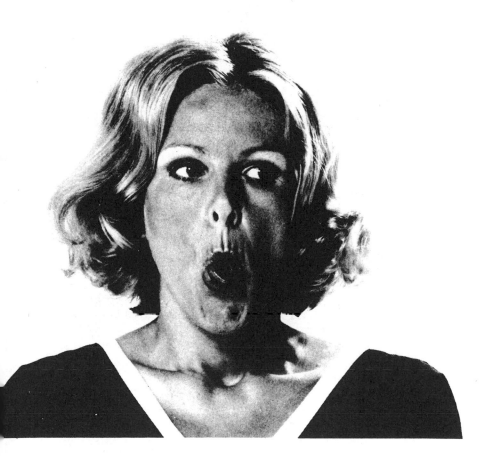

Figure 135.

PROBLÈMES

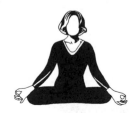

EXERCICES POUR LES RÉGIONS PARTICULIÈRES DU CORPS

1. *ABDOMEN:*
   Pompe, Contraction abdominale, Berceau, Bascule, Charrue, Arc, Tête au genou, Sauterelle (Bateau), Développement du thorax, Poutre, Pince (assis), Montagne, Quart de cercle.

2. *BRAS et POIGNETS:*
   Élévation des bras, Cobra (sur la pointe des pieds), Corbeau, Tension des bras et des jambes, Agrafe, Développement du Thorax, Fontaine, Arc, Chat.

3. *BUSTE et POITRINE:*
   Développement du thorax, Mains au mur, Agrafe, Cobra, Arc, Poisson, Demi-pont, Tension des bras et des jambes, Poses du triangle.

4. *CHEVILLES*
   Flexion des chevilles, Poses du triangle, Guerrier assis, Cobra (sur la pointe des pieds), Grenouille, Tension des genoux et des cuisses. Chien (pose avancée), Poutre.

5. *CIRCULATION:*
   Chandelle, Pose sur la tête (Mouvement préparatoire), Pompe, Symbole du Yoga, Charrue, Développement du thorax, Cobra, Feuille, Pendule, Montagne, Arbre.

6. *COU et MENTON:*
   Rotation du cou, Développement du thorax, Poisson, Cobra, Charrue, Chat.

7. *CUISSES:*
   Tension des genoux et des cuisses, Grand écart, Tête au genou, Triangle, Pose parfaite, Demi-pont, Tension des bras et des jambes, Poutre.

8. *DOS et COLONNE VERTÉBRALE:*
   Pince, Tête au genou, Spirale, Chat, Charrue, Arc, Cobra, Bateau, Quart de cercle, Développement du thorax, Poutre, Chameau, Pendule, Pompe.

9. *ÉPAULES ET ALLURE GÉNÉRALE:*
   Agrafe, Lame, Développement du thorax, Arbre, Cigogne, Tension des bras et des jambes, Arc, Demi-pont, Pendule, Cobra, Charrue, Élévation des bras, Chameau.

10. *FESSES:*
   Sauterelle, Cobra, Demi-pont, Chandelle, Charrue, Arc, Tête au genou, Pompe, Berceau.

11. *GENOUX:*
   Tête au genou, Tension des genoux et des cuisses, Guerrier assis, Grenouille, Spirale, Flexion des orteils.

12. *HANCHES:*
   Sauterelle (Bateau), Demi-sauterelle, Cheville au front, Triangle, Arc, Fontaine, Spirale (articulation de la hanche).

13. *JAMBES:*
   Torsion sur la pointe des pieds, Guerrier assis, Chandelle, Grenouille, Chien (pose avancée), Arbre, Cigogne, Tension des bras et des jambes, Pose parfaite, Tête au genou, Arc, Pince (assis), Feuille.

14. *ORTEILS:*
   Équilibre sur les orteils, Demi-pont, Torsion sur la pointe des pieds.

15. *PIEDS:*
   Diamant, Pose parfaite, Demi-pont, Grenouille, Guerrier assis, Torsion sur la pointe des pieds.

16. *TAILLE et DIAPHRAGME:*
   Spirale, Triangle (flexion latérale), Torsion sur la pointe des pieds, Quart de cercle, Fontaine, Contraction abdominale, Pompe.

17. *TENSION NEURO-MUSCULAIRE:*
   Rotation du cou, Lion, Cobra, Chandelle, Poisson, Développement du thorax, Bascule, Pince (genou et cuisse), Tête au genou, Mouvements oculaires, Feuille, Éponge.

18. *VISAGE:*
   Lion, Respiration embellissante ou Symbole du Yoga, Chandelle, Charrue, Pince (debout).

19. *YEUX:*
   Mouvements oculaires, Lion, Chandelle, Pose sur la tête (mouvement préparatoire), Rotation du cou.

EXERCICES APPLIQUÉS À DES PROBLÈMES PARTICULIERS

1. *ANÉMIE:*
   Chandelle, Pince (assis et debout), Éponge (10 à 15 minutes), Respiration complète.

2. *ARTHRITE (du dos):*
   Triangle, Montagne, Feuille, Spirale, Pince (debout), Chandelle, Cobra, Sauterelle.

3. *ASTHME:*
   Poisson, Chandelle, Montagne, Sauterelle, Tête au genou, Pince (assis et debout), Cobra.

4. *CONSTIPATION:*
   Contraction abdominale, Pince (assis et debout), Spirale, Charrue, Poses du triangle, Poisson, Tête au genou, Chandelle, Flexion des orteils.

5. *COURBATURES DU DOS:*
   Toute les poses debout, Chandelle, Quart de cercle, Symbole du Yoga (Maha Mudra), Tête au genou.

6. *DÉBILITÉ SEXUELLE:*
   Chandelle, Contraction abdominale, Symbole du Yoga.

7. *DIABÈTE:*
   Symbole du Yoga, Chandelle, Spirale, Tête au genou, Charrue, Poisson, Montagne, Sauterelle, Pince (assis).

8. *FATIGUE:*
   Chandelle, Mouvement préparatoire à la pose sur la tête, Charrue, Développement du thorax, Pince (assis et debout), Spirale, Feuille, Respiration alternée sans rétention, Respiration complète, Flexion des chevilles.

9. *HÉMORROÏDES:*
   Poisson, Charrue, Chandelle, Quart de cercle, Sauterelle (Bateau), Arc.

10. *HYGROMA (bursite):*
    Lame, Pendule, Développement du thorax, Agrafe.

11. *INDIGESTION:*
    Chandelle, Spirale, Cobra, Arc, Sauterelle, Symbole du Yoga, Charrue, Montagne, Pompe.

12. *INSOMNIE:*
    Chandelle, Cobra, Pince (assis), Montagne, Soufflet, Charrue, Respiration alternée, Rotation du cou.

13. *LUMBAGO:*
    Charrue, Sauterelle, Arc, Cobra, Éponge.

14. *MANQUE DE SOUFFLE:*
Pince (assis et debout), Charrue, Chandelle, Montagne, tous les exercices respiratoires, Éponge.

15. *MAUX DE TÊTE:*
Préparation à la pose sur la tête (exercice prolongé), Chandelle (3 minutes ou plus), Charrue, Pince (assis et debout), Respiration alternée sans rétention, Mouvements oculaires, Rotation du cou.

16. *OBÉSITÉ:*
Charrue, Poses du triangle, Cobra, Pince (assis et debout), Sauterelle, Spirale, Chandelle.

17. *PALPITATIONS:*
Chandelle, Charrue, Pince (assis et debout), Chien (pose avancée), Guerrier assis, Respiration complète, Respiration alternée sans rétention au début, Éponge.

18. *PIEDS PLATS:*
Chandelle, Guerrier assis et couché, Grenouille, Tension des genoux et des cuisses.

19. *PROSTATE:*
Quart de cercle, Pince (debout), Sauterelle (Bateau), Arc, Chien (pose avancée), Perche (pose avancée), Tête au genou, Guerrier assis et couché, Tension des genoux et des cuisses, Lotus.

20. *REINS:*
Chandelle, Poses debout, Cobra sur la pointe des pieds, Sauterelle (Bateau), Arc, Tête au genou, Pince (assis), Tension des genoux et des cuisses, Grand écart, Quart de cercle, Spirale, Charrue.

21. *RHUMATISMES:*
Spirale, Pince (assis), Charrue, Montagne, Bateau, Tête au genou, Chandelle.

22. *RHUMES:*
Chandelle, Pince (assis et debout), Respiration complète.

23. *SCIATIQUE:*
Quart de cercle, Tête au genou, Pince (assis et debout), Chandelle, Tension des genoux et des cuisses, Bateau, Arc, Cobra, Grand écart.

24. *TALONS (douleurs, éperons calcanéens):*
Chandelle, Guerrier assis, Triangle (bras et jambes à terre, les talons fortement appuyés contre le sol), Grenouille, Tension des genoux et des cuisses.

25. *TENSION ARTÉRIELLE:*
Charrue, Tête au genou, Pince (assis), Symbole du Yoga, Respiration alternée, Éponge.

26. **TROUBLES CARDIAQUES:**
    Exercices respiratoires; surtout respiration complète et alternée sans rétention, Éponge.

27. **TROUBLES DE LA MENSTRUATION et des OVAIRES:**
    Pince (assis et debout), Chien (pose avancée), Symbole du Yoga, Montagne, Poisson, Guerrier assis et couché, Grand écart, Tension des genoux et des cuisses, Chandelle, Cobra, Chat, Triangle.

28. **URINE (incontinence):**
    Chandelle, Guerrier assis et couché (pose avancée), Poisson, Malle fermée (pose avancée), Tension des genoux et des cuisses, Contraction abdominale, Pose parfaite.

29. **VARICES:**
    Chandelle, Guerrier assis et couché (pose avancée), Grenouille, Feuille.

30. **VERTÈBRES DÉPLACÉES:**
    Chat, Pince (assis), Sauterelle (Bateau), toutes les poses debout, Arc, Chameau, Cobra, Poisson, Chandelle.

31. **VÉSICULE BILIAIRE:**
    Triangle, Pince (assis et debout), Chandelle, Tête au genou, Spirale, Sauterelle.

PROGRAMMES

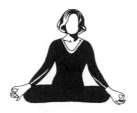

1. LES DOUZE EXERCICES CAPITAUX

1. Bascule
2. Pose sur la tête (essai)
3. Chandelle
4. Demi-pont
5. Charrue
6. Cobra
7. Pince (debout)
8. Poisson
9. Spirale
10. Arc
11. Tête au genou
12. Lion

Des quelque 70 exercices que nous présentons à la télévision, il y en a beaucoup que je considère aussi importants que ceux qui sont indiqués ci-dessus. Mais si vous voulez un programme qui fasse travailler la plupart des organes et des muscles, la série proposée est la meilleure. Vous pouvez augmenter le temps consacré à ces exercices selon vos préférences et vos capacités. Vous pouvez facilement en faire un programme d'un quart d'heure. Vous ferez alors chaque exercice pendant 5 secondes; après quelques instants de repos, vous répéterez l'exercice autant de fois que possible en une minute.

Si vous avez déjà atteint un stade avancé, vous pouvez garder chaque pose de 30 à 60 secondes et ne faire l'exercice qu'une fois. Si vous désirez en faire moins, faites un programme d'une heure ou plus et reposez-vous entre les exercices.

2. PROGRAMME D'UN QUART D'HEURE

1. Pose sur la tête (essai)
2. Chandelle
3. Cobra
4. Pince (assis)
5. Demi-Pont

Si le temps dont vous disposez est limité, faites chaque jour au moins les exercices proposés. Vous y substituerez les exercices dont vous avez particulièrement besoin, par exemple: la Pompe pour un ventre trop saillant, la Contraction de l'abdomen en cas de constipation.

3. POUR PERDRE DU POIDS

1. Fontaine
2. Chandelle
3. Arc
4. Charrue
5. Poisson
6. Contraction abdominale
7. Pompe
8. Spirale

Ajoutez à cette liste tout exercice que vous jugerez à propos pour les parties du corps trop adipeuses. En cas d'hésitation, consultez la liste à la fin du livre intitulée «EXERCICES POUR LES RÉGIONS PARTICULIÈRES DU CORPS».

4. EXERCICES POUR LE BUREAU

1. Développement du thorax
2. Respiration alternée
3. Spirale (assis sur une chaise)
4. Cigogne
5. Pince (debout)
6. Rotation du cou
7. Agrafe

Plus profitable que la pause-café, cette série vous redonnera de l'énergie. En Russie, les travailleurs consacrent une demi-heure à un programme d'exercice qui remplace la pause-café; on a constaté que leur productivité en était sensiblement améliorée. Demandez à vos collègues de faire des exercices avec vous: cela les empêchera de se moquer de vous par ignorance.

5. POUR LES FEMMES ENCEINTES

1. Montagne
2. Respiration complète avec retention
3. Flexion des orteils (accroupi)
4. Chat (les deux premiers mouvements)
5. Arbre (appuyé sur une chaise si nécessaire)
6. Tension des genoux et des cuisses
7. Mains au mur

Ces exercices sont sans danger pendant les trois premiers mois de la grossesse, si vous n'avez jamais fait de fausse couche. Mais consultez d'abord votre médecin. La position accroupie est la plus importante, suivie de l'exercice du Chat qui fera beaucoup de bien à votre dos.

6. LE YOGA POUR LES ENFANTS

1. Chat
2. Respiration complète
3. Cigogne (en équilibre et sautant sur un pied)
4. Charrue (avec mouvement de bascule)
5. Chandelle
6. Cobra
7. Roue
8. Pince (l'arbre dans le vent)
9. Lion
10. Éponge (la poupée en étoffe)

Les enfants aussi aiment le Yoga et sont des élèves enthousiastes et assidus. Mais comme leurs muscles ont constamment besoin d'être en mouvement pour se développer, il est recommandé de leur faire pratiquer une version modifiée du Hatha Yoga. Par exemple, en faisant le Chat ou le Lion, qu'ils s'exercent aussi à en imiter le cri. Lors de la Respiration complète, mettez leur un canard en caoutchouc ou un bateau sur le ventre ils pourront s'imaginer que le jouet monte et descend avec les ondulations du corps. La Cigogne n'est pas nécessairement immobile; après quelques exercices, elle peut sauter sur un pied ou battre des ailes. Faites faire l'exercice les yeux fermés, pour voir s'ils peuvent conserver leur équilibre. La Charrue peut se transformer en mouvement de bascule en rapprochant les mains des épaules, dirigeant les doigts vers le corps et en donnant une légère impulsion à celui-ci. S'ils tombent d'un côté, c'est que leur poids n'est pas également réparti sur les deux mains. On peut faire la Roue en se tenant à une certaine distance du mur, le dos tourné vers celui-ci; on descend alors à reculons le long du mur. La Pince peut aisément représenter, un arbre dans un vent qui souffle de plus en plus fort et qui finit par rompre le tronc en deux. L'Éponge devient une poupée d'étoffe désarticulée. L'enseignement que vous donnerez aux jeunes fera la joie du maître autant que des élèves.

7. PROGRAMME DOUBLE

POUR LF MATIN

1. Développement du thorax
2. Respiration purifiante dynamique
3. Pince (debout)
4. Demi-pont
5. Triangle
6. Tension des genoux et des cuisses
7. Torsion sur la pointe des pieds
8. Tension des bras et des jambes
9. Mouvements oculaires

POUR LE SOIR

1. Pompe
2. Symbole du Yoga
3. Chandelle
4. Lion
5. Spirale
6. Malle Fermée
7. Arc
8. Charrue
9. Cobra
10. Rotation du cou
11. Respiration alternée
12. Éponge

8. LE YOGA POUR FUTURS NON-FUMEURS

Si vous voulez essayer d'abandonner le tabac, une des meilleures techniques consiste à réhabituer votre organisme au phénomène de «l'air frais». Le meilleur moyen d'y parvenir est de pratiquer aussi souvent que possible les exercices respiratoires suivants:

1. Respiration purifiante dynamique
2. Respiration complète
3. Respiration alternée

Faites les deux premiers avant et après chaque série d'exercices quand vous serez en plein air ou quand vous aurez envie de fumer. La Respiration par alternance des narines est plus profitable si elle est pratiquée avant de se coucher. Si vous êtes un grand fumeur, vous aurez tendance à éprouver le phénomène de l'hyperventilation, c'est-à-dire que vous resentirez un léger vertige dû à un afflux d'oxygène auquel votre corps n'était plus habitué. Il n'y a rien là d'inquiétant et cette sensation disparaîtra à mesure que votre corps s'adaptera à cette nouvelle façon de respirer qui vous vaudra santé et longévité.

LE YOGA SPONTANÉ

Qu'est-ce que le yoga spontané? Officiellement, ça n'existe pas. C'est un terme que j'ai fabriqué afin de communiquer avec mes spectateurs «invisibles». C'est la Conscience de Soi; c'est le yoga incorporé et intégré dans la vie quotidienne. C'est être syntonisé à l'écoute du canal de son CORPS.

Ce que le corps essaie de vous dire est très important. Les impulsions qu'il vous suggère ont chacune une raison profonde. En Arabie, par exemple, il est impoli de NE PAS roter, et en conséquence il y abeaucoup moins de maladies d'origine digestive. Ne laissez pas les tabous et les interdits de notre société vous priver de la santé. Chaque fois que vous vous étirez, cambrez ou faites jouer vos muscles, expliquez aux autres ce que vous êtes en train de faire: dites-leur que vous êtes en train de vous dé-tendre, d'enlever la tension. Apprenez à reparler à nouveau le langage de votre corps. Les bébés savent comment le parler. Mais nous, les adultes, sommes devenus des experts en suppression, que nous pratiquons comme un vice — au détriment de notre corps et de notre esprit. ÉCOUTEZ votre voix intérieure et faites ce qu'elle vous propose. Il y a une raison derrière chacune de vos impulsions: une meilleure santé.

1. S'ÉTIRER — *où que ce soit* et *chaque fois* que le corps se sent entortillé ou à l'étroit. Imitez les chats. S'étirer, c'est se tranquilliser.

2. GROGNER ou GÉMIR — chaque fois qu'on s'étire. Laissez-vous aller complètement. C'est une merveilleuse relaxation que de donner suite aux impulsions du corps — de n'être pas sur ses gardes, pour une fois.

3. BÂILLER — ne réprimez pas vos bâillements: c'est votre corps qui a besoin d'oxygène MAINTENANT. Bâiller ne signifie pas du tout que vous vous ennuyez, mais que la pièce où vous êtes manque d'air. Bâiller réveille les cellules du cerveau et nous rend plus alerte. En fait, si vous essayez de vous endormir, ne bâillez pas.

4. S'ARQUER et SE PLIER — combien de fois n'avons-nous pas envie de nous plier par en arrière sur le dossier d'une chaise après avoir passé deux heures penché sur un travail! Combien de fois n'avons-nous pas envie de nous laisser tomber par terre dans tous les sens comme une poupée de chiffon. Faites-le.

5. BANDER et CONTRACTER les muscles — des orteils, des jambes, des doigts, etc. Si c'est ce que veut votre corps, laissez-le faire. Contractez vos muscles — pour mieux vous détendre après.

6. MASSER et GRATTER — soyez gentil envers vous-même, donnez-vous un massage ou tripotez votre vertèbre déplacée.

Mais ne le faites que lorsque le corps vous le demande. N'oubliez pas qu'il y a une raison derrière le moment choisi.

7. ÉTERNUER — essayez de ne pas réprimer vos éternuements, tout en couvrant bien votre bouche et votre nez. Chaque fois qu'on éternue, on se nettoie en débarrassant le nez des matières irritantes.

9. ROTER — roter peut provenir d'une allergie à certaines nourritures, d'ulcères, de certains mélanges alimentaires qui fermentent, ou d'autres raisons. Vérifiez avec votre médecin. Rotez discrètement mais ne vous en empêchez pas.

9. SE VIDER — chaque fois que c'est possible ou dès que l'envie se fait sentir. Des vessies trop pleines peuvent éventuellement provoquer de sérieux problèmes de santé. La constipation est dangereuse parce qu'elle peut aller jusqu'à permettre la réabsorption par le corps de certaines toxines.

10. ÉCOUTER LES IMPULSIONS DU CORPS — toujours.

LE YOGA DÉCLENCHÉ

Les stimuli auxquels nous sommes exposés constamment dans la vie courante et qui se répètent sans arrêt sont capables de déclencher automatiquement en nous des pensées du genre: «Haha voici le moment parfait pour pratiquer tel ou tel exercice de yoga.» Par exemple, chaque fois que vous arrivez devant une lumière rouge (que ce soit comme passager ou conducteur), ce feu de circulation devrait vous rappeler que c'est le moment de travailler vos pectoraux, d'amoindrir vos rides, ou de soulager un mal de gorge. En d'autres mots, appuyez vos mains contre le volant ou faites le LION. Cet exercice sera même capable de minimiser les sentiments d'agression qu'engendre le stress d'avoir à conduire dans une ville.

Entrevoyez-vous les possibilités? Vous pouvez pratiquer le yoga, N'IMPORTE QUAND, N'IMPORTE OÙ — sans même essayer vraiment. On me demande souvent combien d'heures de yoga je pratique par jour, et je réponds toujours: aucune. J'en fais TOUTE LA JOURNÉE.

Je suis sûre que vous pourrez ajouter vous-même vos propres idées de YOGA DÉCLENCHÉ à la liste que je vous propose ici. Si vous en ajoutez, laissez-moi le savoir. J'adorerais faire encore plus de yoga! N'IMPORTE QUAND!

1. Au réveil le matin:
   ÉTIREZ-VOUS DE CÔTÉ dans le lit, en gardant vos épaules immobiles. Essayez d'étirer chaque main tour à tour, comme si vous essayiez d'atteindre le pied.

2. En vous brossant les dents:
   VARIATIONS SUR TENSION ALTERNÉE DES JAMBES: posez un pied sur le bol de toilette, le rebord d'une fenêtre ou même l'évier, pliez la jambe jusqu'au maximum de tension, et brossez-vous les dents. Changez de côté.

3. Devant un feu de circulation:
   LES MAINS AU MUR (ou sur le volant): pliez lentement les coudes tout en résistant au mouvement, jusqu'à ce que le front touche au volant. Revenir lentement à la position normale, toujours en résistant.

4. En vous brossant les cheveux:
   FLEXION DU TRONC DEBOUT: gardez les genoux droits, la main molle; brossez-vous les cheveux. À chaque coup de brosse, essayez d'aller encore plus bas.

5. Au téléphone:
   POSITIONS DE BALANCE: prenez la position de l'arbre sur une seule jambe et tirez lentement avec la main libre sur l'autre

jambe coincée à l'intérieur de la première. Gardez la position aussi longtemps que vous pouvez. Si nécessaire, appuyez-vous le bassin légèrement contre un meuble ou un mur.

6. Dans la cuisine:
S'ACCROUPIR chaque fois que vous épluchez quelque chose. FLEXION DES ORTEILS chaque fois que vous sortez quelque chose du placard ou d'une armoire. Placez-vous de dos au comptoir, dressez-vous sur la pointe des pieds, et allez chercher l'objet en faisant un mouvement de torsion.

7. En ramassant quoi que ce soit:
ÉLÉVATION ABDOMINALE: pliez-vous vers l'avant, tout en expirant; détendez-vous et laissez votre estomac rentrer par lui-même vers l'intérieur. Retenir la position, inspirer, remonter le tronc et détendre. Cet exercice fait merveilles pour les muscles et la digestion.

8. Assis au bureau:
DÉVELOPPEMENT DU THORAX, ASSIS. Asseyez-vous au bord de votre chaise, les jambes écartées; entrelacez vos deux mains dans le dos, expirez et penchez-vous par en avant, tout en faisant remonter vos mains aussi haut que possible.

9. En auto, autobus, métro ou avion:
EXERCICES ISOMÉTRIQUES: appuyez la tête vers l'arrière contre le siège et gardez la pose. Mettez les mains sur les genoux et appuyez fort comme si vous alliez vous lever. Faites bander chaque muscle individuel et relachez la tension. Élevez les épaules, renvoyez-les par en arrière, par en avant; faites-les tourner. Faites tourner le cou lentement autour du tronc.

10. À un souper de fête:
ASWINI MUDRA: arrangez-vous pour vous asseoir en face de votre conjoint ou escorte; enlevez vos souliers et posez vos pieds sur ses genoux. Où bien, serrez les fesses ensemble, maintenir, détendre. Répétez plusieurs fois.

11. Devant la télévision:
LE BERCEAU: assoyez-vous par terre, les genoux relevés de façon à ce que la paume des pieds touche complètement le plancher. Ramenez les bras derrière la tête, et très lentement étendez-vous par terre. (Les débutants peuvent placer les pieds sous le divan ou utiliser un coude pour se supporter.)
COURBER LE DOS comme dans l'Arc: couchez-vous à plat ventre, saisissez vos chevilles (avec les mains ou à l'aide d'une écharpe), expirez, levez les genoux en tirant sur les mains avec les chevilles, relevez la tête. Respirez profondément; ces profondes respirations permettront à votre corps de se mettre à se balancer gentiment dans un mouvement de va-et-vient. Détendez-vous, recommencez.

LE GRAND ÉCART ASSIS: écartez les jambes aussi loin que vous pourrez, fléchissez le corps à la taille, placez les coudes pliés sur le plancher, les poignets se touchant, et déposez la tête dans vos mains ouvertes. Gardez la pose aussi longtemps que possible.

LE QUART DE CERCLE: placez-vous de façon à ce que la jambe soit accrochée contre un objet, et arrangez-vous pour que votre visage soit tourné du côté de la télévision. Gardez la position très longtemps.

12. N'importe où, n'importe quand:
Choisissez parmi tout ce qui précède et inventez vos propres exercices.

SOMMAIRE

NOTES

NOTES

NOTES

NOTES

NOTES